만성 염증이
병을 만든다

작은 불편이 큰 병의 신호!

만성 염증이 병을 만든다

모르는 사이 '뇌' '혈관' '장기'를 좀먹는
작은 염증 찾는 법과 예방하는 방법

의학박사
우치야마 요코 지음

노경아 옮김

청홍

CHIISANA FUCHOU GA TAIBYO NO SIGN! MANSEIENSHO GA BYOKI WO TSUKURU
© Yoko Uchiyama 2024
Originally published in Japan in 2024 by YUSABUL Co., Ltd，TOKYO,
Korean translation rights arranged with YUSABUL Co., Ltd，TOKYO,
through TOHAN CORPORATION, TOKYO, and EntersKorea Co., Ltd., SEOUL.

이 책의 한국어판 저작권은 (주)엔터스코리아를 통해 저작권자와 독점 계약한 지상사에 있습니다.
저작권법에 의하여 한국 내에서 보호를 받는 저작물이므로 무단전재와 무단복제를 금합니다.

서문

'우울감' '브레인 포그(머리에 안개가 낀 것처럼 멍한 증상)' '만성 두통' '이유 없는 노곤함' '금세 피로해짐' '인지 기능 저하' '무릎의 불편' '관절 및 근육 뻣뻣함' '지구력 저하' '등허리의 이상한 느낌' '치매' '암' '심근 경색 및 뇌경색' '섬유 근육통' 등, 어쩌면 이 모든 증상의 원인이 **만성 염증**일지도 모릅니다.

이렇게 오랫동안 질질 끄는 신체 문제의 큰 원인으로 "만성 염증"을 꼽을 수 있습니다.

그 외에 골다공증도 칼슘 부족이 아니라 염증으로 골밀도가 줄어들었을 때 생깁니다. 그래서 골다공증 징후가 보이면 칼슘을 섭취하기보다 염증을 잡아야 합니다.

그러나 일반적으로는 이런 만성적 문제에 항(抗)우울제나 진통제를 처방할 때가 많습니다. 근본적인 처치나 대책 없이 그렇게 증상만 치료해서는 문제가 개선되지 않습니다.

원래 염증이란 체내에 침입한 병원체나 불필요한 물질을 파괴하고 찌꺼기를 처리하는 생체 반응입니다.

그래서 우리는 "염증"이 꼭 필요하며, 염증이 제대로 작동하지 않으면 곤란해집니다.

그러나 이처럼 세포 안팎의 찌꺼기를 제거하거나 불필요한 물질을 이동시키기 위해 발생하는 염증이 우리 몸이나 조직을 훼손할 수도 있습니다.

예를 들어 세균이 체내에 들어와 백혈구 중 호중구가 활발해지고 세균을 탐식하면 그 호중구에서 과립을 방출합니다.

이 과립에는 활성 산소나 일산화질소 등의 프리 라디칼(Free Radical : 짝짓지 않은 전자를 가진 원자 또는 분자. 주변 정상 세포의 전자를 빼앗으므로 노화의 원인), 각종 단백질, 효소 등이 포함되어 있습니다. 호중구는 이런 물질로 병원체나 잔해 등의 세포막을 파괴하여 단백질을 거두어들이고 처리합니다. 바로 이때 자기 조직이나 세포도 손상될 수 있는 것입니다.

일반적으로 잘 알려진 **급성 염증**은 국소에 발적, 열(熱), 부종, 통증 등을 일으킵니다. 그중에는 급성 부비강염(副鼻腔炎=축농증)처럼 일부 점막 조직의 염증이 "국소적(局所的)" 장애와 부종을 일으키는 유형도 있고 감기나 인플루엔자처럼 바이러스나 세균 감염이 전신에 영향을 미쳐 발열, 혈압 변동을 유발하는 유형도 있습니다.

어쨌든 급성 염증은 대부분 이처럼 명확한 염증의 특징

(열, 발적, 부기, 통증)을 나타냅니다. 구체적으로는 급성 알레르기 반응, 감염증, 외상, 화상, 화학적 자극, 동상 등이 급성 염증에 해당합니다.

이런 급성 염증은 거의 일과성이므로 자기 치유력으로 진정시킬 수 있습니다. 비록 흉터는 남더라도 말입니다.

한편, **만성 염증**은 다른 양상을 보입니다. 자가 면역 질환이나 염증성 장(腸)질환처럼 명확하게 자각되는 만성 염증도 있지만, 눈으로 식별할 수 없고 열이 나지도 않고 혈액 검사에서도 염증 반응이 확인되지 않는 장기적 만성 염증도 있기 때문입니다.

최근 의료 종사자들도 만성 염증과 질병의 관계에 대해 다시 생각하고 있습니다. 특히 치주염이 당뇨병, 동맥경화와 밀접한 관련이 있다는 생각이 크게 받아들여지고 있습니다. 그러나 그 외의 염증이나 알레르기 반응에 주의를 기울이는 사람은 아직 많지 않아 보입니다.

다시 말하지만, 오래가는 신체 문제나 질병은 증상에만 대처하면 잘 낫지 않습니다.

근본 원인을 찾아 대처하는 것이 중요합니다.

그리고 그 근본 원인 중 큰 비중을 차지하는 것이 **만성 염증**입니다.

그래서 이번 책에서는 특히 간과하기 쉬운 만성 염증, 스스로 찾아낼 수 있는 숨은 염증을 정리해 보았습니다.

만성 염증은 바이러스나 상재균(常在菌 : 생체의 특정 부위에 정상적으로 존재하는 세균) 등의 요인에 일상적으로 노출되면 발생합니다. 그리고 면역계의 조정 기능을 저해하는 인자인 스트레스, 불규칙한 식생활, 근육 감소, 오래 앉아 있는 생활, 수면 부족, 영양 부족 등이 면역을 과잉 반응하게 하거나 약화할 수 있습니다.

이런 만성 염증 뒤에 일반적 의료에서 간과하기 쉬운 심각한 병이 숨어 있을지 모르니 조심해야 합니다.

눈앞의 증상에만 집중하느라 엉뚱한 치료를 계속하다가 염증을 오래가게 할 때가 많습니다. 심지어 병을 더 복잡하게 만들어 원인 파악을 어렵게 하고 상태를 악화하는 사람도 많습니다.

근본 원인을 찾는 습관을 들여 이런 사태를 피하고 괴로운 상태에서 벗어나는데, 이 책이 도움이 된다면 기쁘겠습니다.

차례

서문……………5

제1장
오래가는 불편의 원인을 찾는 체크리스트
- 근본 원인을 찾는 데 도움이 되는 체크리스트……………16
- 【장(腸)의 만성 염증】과 관련성 높은 증상과 상황……………20
- 【상인두, 구강의 만성 염증】과 관련성 높은 증상과 상황……………21
- 【피부의 만성 염증】과 관련성 높은 증상과 상황……………22
- 【근골격계의 만성 염증】과 관련성 높은 증상과 상황……………22
- 【뇌의 만성 염증】과 관련성 높은 증상과 상황……………23
- 【영양 장애】와 관련성 높은 증상과 상황……………24
- 【유해 물질】과 관련성 높은 증상과 상황……………25
- 【스트레스】와 관련성 높은 증상과 상황……………26

제2장
전신에 숨어 있는 만성 염증이란?
- '보이지 않는 염증'이 건강을 해치고 질병을 부른다……………28
- 염증은 몸을 지키려는 반응이지만 만성이 되면 골치 아프다……………30
- 만성 염증과 면역의 관계……………32
- 만성 염증을 일으키는 '몸의 문제'에 주목하자……………37
- 노화에 따른 염증……………41
- 세포에서도 염증 유발 물질이 나온다……………46

제3장
의심해야 할 만성 염증의 요인과 대처법

신체 문제의 원인을 찾자······50

1.【장의 만성 염증】
장 염증으로 '장벽 기능'이 약해지면······51
설탕과 화학 물질, 소화되지 않은 음식물이
　장에 염증을 일으킨다······54
'장 누수'가 '혈관 누수'와 '뇌 누수'를 일으킨다······57
'소박한 식사'가 염증을 방지한다······59
프리바이오틱스 등 보충제와 한방 의료의 효과······65

2.【상인두와 구강의 만성 염증】
'목의 만성 염증'이 주목받고 있다······67
입으로 호흡하지 말고 코로 호흡하자······70
생활을 철저히 개선하면 가벼운 충치는 저절로 낫는다······75

3.【피부의 만성 염증】
피부의 장벽 기능을 강화하자······78
★유해 물질의 피부 침투를 방지하는 법★······79
염증에 큰 영향을 미치는 호르몬······80

4.【근골격계 염증】
근력 저하 및 골격의 뒤틀림이 미치는 영향······83
마사지, 침구 치료의 효과······86

5.【뇌 염증】
각 부위의 염증이 심해지면 뇌에도 염증이 생긴다······89
리키 브레인 이외에도 뇌에 염증이 발생한다······92
체내에서도 생성되는 '프라이온'이 뇌에 염증을 일으킨다······96
전자파와 만성 염증의 관계······99
블루라이트가 뇌에 미치는 영향······102

제4장
만성 염증의 주요 원인과 접근법

【영양 장애】
우리 몸속에는 생체 활동에 필수적인 효소가 약 2만 종 있다……………102
현대의 식생활이 효소 낭비를 부추긴다……………111
소화가 잘되는 식품, 식재료 자체를 섭취하자……………114
조리법은 생식, 찌기, 삶기, 굽기……………117
미네랄은 수프나 물로 조금씩 섭취하자……………120
보충제로 미네랄 부족의 악순환을 끊을 수 있다……………122
칼슘을 보충제로 섭취할 때 주의점……………125
풍토와 계절에 맞는 식생활로 효소를 아낄 수 있다……………128
30~40대부터 효소가 급격히 줄어든다……………130

【유해 물질】
주변에 어떤 유해 물질이 있는지 알아두자……………132
사소한 배려로 독을 줄인다……………133
유전자 변환 식품의 위험성……………138
해독의 4원칙으로 유해 물질을 배제하자……………141

【스트레스】
투쟁 또는 도주를 위한 신경인 교감 신경의 과긴장……………144
사고방식을 바꾸어 자신에게 맞는 방법으로
　스트레스를 관리한다……………149
충실한 수면으로 스트레스를 견디는 몸을 만들자……………151
자율 신경을 정돈하여 스트레스를 완화한다……………154
좋아하는 일을 하며 옥시토신을 분비시키자……………158
만성 염증을 개선하려면……………160

제5장
몸에 맞는 식단으로 다양한 문제를 개선한다

다양한 식단 ············· 166
케톤식과 당질 제한식은 다르다 ············· 168
당질을 극단적으로 제한하면 건강을 해칠 수 있다 ············· 171
극단적인 당질 제한은 근육 감소, 불면증, 우울증을 초래한다 ············· 174
현미는 영양이 풍부하지만 잘못 섭취하면 해롭다 ············· 176
채식은 과연 건강식인가? ············· 179
고기 소화 능력이 없어서 채식을 시작하기도 ············· 186

제6장
만성 염증의 원인과 진단 그리고 개선 사례

【만성 염증의 원인을 찾고 생활 습관을 바꾸어 증상을 개선한 사례】

- 장기적 치과 치료 이후에 생긴 치근 부위의 화농을 없애고 관절 류머티즘을 극적으로 개선한 70대 여성 ············· 190
- 만성 상인두염을 개선하여 적응 장애를 극복하고 직장에 복귀한 50대 남성 ············· 191
- 아토피성 피부염을 개선하여 만성 피로를 해결한 40대 남성 ············· 192
- 곰팡이 핀 집에서 살다가 장에 곰팡이가 생긴 20대 여성 ············· 193
- 장의 염증을 개선하여 자폐증을 개선한 5세 남아 ············· 195
- 아연 부족으로 후비루가 나타났던 30대 여성 ············· 197
- 운동 후의 '단백질 파우더'가 문제였던 70대 여성 ············· 198
- 건강해지려고 먹었던 아몬드가 두통의 원인이었던 40대 여성 ············· 201
- 자신에게 맞지 않는 소식과 채식으로 우울증이 재발한 30대 여성 ············· 202

- 장 건강을 위해 섭취했던 유제품 탓에
  변비로 고생한 60대 여성……204
- 극단적인 당질 제한으로
  피로감과 침울함을 느끼던 50대 남성……206

【유해 물질과 스트레스가 다양한 문제를 일으킨 사례】

- 새집 증후군으로 천식이 악화한
  30대 여성과 발달 장애가 악화한 4세 남아……207
- 식단이 스트레스의 원인이었던 50대 여성……209
- 상사와 반려자가 주는 스트레스가 원인이었던 50대 남성……211
- 생각을 전환하여 직장 스트레스에 대처한 40대 남성……212
- 보충제에 너무 의존하다
  다양한 문제를 겪게 된 30대 후반 남성……214

가벼운 감염증에서 시작된 증상과 약의 악순환……216
왜 문제가 복잡해질까……218
만성 증상을 치료하는 첫 번째 주치의는 자기 자신……222
오래가는 문제를 치료하는 기본 요령……224

후기……230
참고문헌……233

제1장

오래가는 불편의 원인을 찾는 체크리스트

근본 원인을 찾는 데 도움이 되는 체크리스트

오래된 몸의 문제를 해결하고 싶다면 근본 원인부터 찾아야 합니다. 이때 떠올릴 만한 원인은 매우 다양합니다.
그중에서도 최근 특히 주목받는 것이 만성 염증입니다. 뒤에 자세히 말하겠지만 특별한 이유 없는 문제나 증상에는 몸 어딘가의 만성 염증이 관련되어 있을 가능성이 매우 높습니다.
만성 염증은 복합적으로 발생할 때가 많아서 정확한 원인을 밝히는 데 상당한 시간과 노력이 듭니다. 하지만 증상이나 상황을 보고 어떤 원인이 관련되었을지 짐작할 수는 있습니다. 따라서 오랫동안 좋지 않았던 몸 상태를 근본부터 개선하려면 만성 염증이 어디에, 왜 발생했는지부터 밝히는 게 좋습니다.
참고로 만성 염증은 원인이면서 결과일 수 있습니다. 즉 어딘가에 만성 염증이 있어서 피부에 염증이 생기고, 염증 물질이 피부에서부터 전신으로 퍼져 장(腸)에 누수가 생기고, 장에 누수가 있어서 피부에 염증이 생기는 식으로 서로 영향을 주고받으므로 모든 염증이 원인인 동시에 결과가 될 수 있는 것입니다.

그러면 염증의 원인을 하나씩 이야기해 봅시다.

먼저, 고령화 등으로 면역력이 떨어져 이런저런 물질(식품, 화학 물질, 자기 대사 산물)에 과민해지면 그 물질을 배제하려고 우리 몸이 염증을 일으킬 수 있습니다. 참고로 식생활이 흐트러지면 이전에는 괜찮았던 물질에도 반응이 일어날 수 있습니다.

그리고 음식과 약 등으로 장내 세균총이 흐트러지면, 다시 말해 장내 미생물 불균형(디스바이오시스, Dysbiosis)이 발생하거나 장내 환경이 나빠지면 점막 면역 질환인 장누수 증후군이 발생합니다. 참고로 장내 세균 같은 상재균은 장뿐만 아니라 인체의 곳곳에 존재합니다. 그래서 특별한 감염원이 없어도 자기 상재균이 구강 내, 기도 등에 염증을 일으킬 수 있습니다.

또 외부 감염원인 세균 및 진균(곰팡이), 헤르페스 등 바이러스가 염증을 반복적으로 일으키기도 하며 어떤 특정 식품의 단백질이나 염증을 잘 일으키는 렉틴 등을 포함한 식품, 혈당을 급격히 올리는 식품, 곰팡이 독이 든 식품, 가공 소금 등의 과잉 섭취가 염증을 일으킬 수도 있습니다. 단, 같은 식품이라도 가공 정도나 첨가물 종류에 따라 인체의 반응은 달라집니다.

그리고 독소가 될 수 있는 화학 물질, 담배의 독소, 디지털 독소인 전자파, 식품 첨가물, 중금속, 식품을 과도하게 가열했을 때 생기는 최종 당화 산물(AGEs) 등 외부 인자뿐만 아니라 인슐린, 자기 내장 지방의 분비물, 심하게 변동하는 혈당, 스트레스 등으로 인한 다량의 염증성 물질, 저산소 또는 운동 부족 상태, 수면 불량도 체내에서 염증을 일으킬 수 있습니다.

만성 염증이 오래 이어지면 다음과 같은 문제가 생길 수 있습니다.

- 부신, 갑상샘 질환 및 당뇨병 등 내분비계 문제
- 월경 불순 등 생식기계 문제
- 심혈관계 문제
- 뇌신경계 문제
- 영양 흡수 장애 및 소모로 인한 영양 불량
- 출혈 없는 빈혈이나 울혈로 인한 저산소증
- 근육과 뼈가 약해지거나 가늘어지는 근감소증(고령화에 따른 근골격 양 저하) 및 노쇠(고령화로 심신이 약해지고 잘 지치는 상태)

이런 근골격계 문제는 통증을 일으키고 통증은 염증을 악화합니다.

위와 같은 만성 염증은 장기와 기관을 움직이는 중요한

에너지원인 미토콘드리아의 기능을 저해하고 전신에 문제를 퍼뜨립니다.

명확하게 진단되는 염증성 질환(교원병, 궤양성 대장염, 천식, 만성 폐렴 등)이라면 환자도 자기 몸 어디에 염증이 있는지 알아차리지만, 일반적으로는 몸 어디에 어떤 염증이 있는지 몰라서 대책을 세우기 어렵습니다.

그래서 이번 장에는 '원인을 알 수 없는 염증이 계속된다' '어떤 병원을 가도 차도가 없다'라고 고민하는 사람들이 근본 원인을 찾는 데 도움이 될 만한 체크리스트를 실었습니다. 여기에 부위별 만성 염증을 나열하고 그 염증의 큰 원인을 영양 장애, 유해 물질, 스트레스로 정리했습니다.

핵심 항목(★표)에 체크했거나 체크한 항목이 많다면 염증이 그 항목과 깊이 관련되어 있을 가능성이 높습니다(대부분은 여러 항목에 체크함). 그러나 어디까지나 '관련되었을 가능성이 높다'라는 힌트일 뿐이니 이 결과를 맹신하지는 말고 원인을 짐작하는 데만 활용하길 바랍니다. 짚이는 원인이 있다면 각각의 참고 페이지로 이동하여 자세한 내용을 읽어 봅시다.

【장(腸)의 만성 염증】과 관련성 높은 증상과 상황

☐ ★ 복부 팽만감, 변비, 설사 등 장 문제가 많다.

☐ 배 주변에 지방이 많다.

☐ ★ 알레르기 증상 또는 자가 면역 질환*이 있다.

> *면역 체계가 자기 조직을 공격하는 병. 예로는 관절 류머티즘, 전신 홍반성 낭창(루푸스), 궤양성 대장염, 크론병(위장관에 만성 염증이 생기는 병), 바제도씨병(눈이 튀어나오며 갑상샘종이 생기는 갑상선 항진증의 일종), 하시모토병(갑상샘 자가항체가 전신에 염증을 일으키는 병), 원형 탈모증 등이 있다.

☐ ★ 항생제(항생 물질)를 자주 쓴다.

☐ 약을 많이 먹는다.

☐ 가공식품, 첨가물을 많이 먹는다.

☐ 밀가루 제품, 유제품을 많이 먹는다.

☐ 전자레인지를 자주 쓴다.

☐ 설탕이나 단맛 음식을 많이 먹는다.

☐ 마가린, 기름진 과자 등을 자주 먹는다.

☐ ★ 배가 꽉 찰 때까지 먹어야 만족한다.

  식사 시간이 불규칙하거나 오후 8시 이후에 저녁 식사를 한다.

☐ ★ 속이 더부룩함, 소화 불량이 있다.

  속이 비어 있을 때가 거의 없다.

▶ 이 책 참고 페이지=51페이지~

【상인두, 구강의 만성 염증】과 관련성 높은 증상과 상황

- ☐ ★목에 이물감이나 통증이 있다.
- ☐ ★코막힘, 후비루(콧물이 목 뒤쪽으로 흐르는 듯한 증상)가 있다.
- ☐ ★이유 없이 가래나 기침이 오래간다.
- ☐ 치아 과민증, 다치통(多齒痛 : 많은 이가 동시에 아픔), 혀 통증이 있다.
- ☐ 두통, 턱관절 통증, 심한 어깨 결림이나 목 결림, 손 또는 손가락 관절통이 있다.
- ☐ ★입으로 호흡할 때가 많고 입속이 잘 마른다(특히 아침).
- ☐ 설탕이나 단맛 음식을 많이 먹는다.
- ☐ 양치를 제대로 못할 때가 많다. 치과 검진을 정기적으로 받지 않는다. 충치가 있다.
- ☐ ★치은염(잇몸 염증), 치주염, 구취가 있다.
- ☐ ★편도염(목감기), 부비강염 또는 유사한 증상이 반복된다.
- ☐ ★어릴 때부터 비염이나 천식 등이 있었다.
- ☐ 잘 때 코골이가 잦다. 가족에게 호흡이 멈춘다는 말을 들었다.

▶ 이 책 참고 페이지=67페이지~

【피부의 만성 염증】과 관련성 높은
증상과 상황

피부의 만성 염증은 쉽게 알아챌 수 있으므로 다른 염증처럼 체크리스트를 만들지는 않았지만 건성 피부, 가려움, 두드러기, 만성 습진으로 고생하거나 오랫동안 상처가 낫지 않거나 화상 등 피부 증상이 있는 사람은 '피부의 만성 염증(78페이지)'을 참고하여 대책을 찾기 바랍니다.

또 피부에 만성 염증이 있다면 장에도 만성 염증이 있을 가능성이 높으므로 앞의 '장의 만성 염증' 항목도 꼭 참고하세요.

▶ 이 책의 참고 페이지=78페이지~

【근골격계의 만성 염증】과 관련성 높은
증상과 상황

☐ 골다공증이 있거나 골밀도가 낮다는 말을 들었다.

☐ 몸 어딘가가 늘 아프다.

☐ 업무 등의 이유로 운동이 부족하고 앉아 있는 시간이 길다. 같은 자세를 오래 유지한다.

☐ 격렬한 운동을 자주 하거나 전에 자주 했다.

☐ 심한 부상이나 골절을 경험한 적이 있다.

☐ 근력이 저하되었다. 휘청이거나 무언가에 발이 걸려 넘어질 때가 많다.

- ☐ 근력이 약하다.
- ☐ 무지외반증(엄지발가락이 안쪽으로 휘는 증상), 소지내반증(새끼발가락이 안쪽으로 휘는 증상)이 있거나 무릎 등 관절이 변형되어 있다.
- ☐ 골반이 틀어져 있다.
- ☐ 일자목, 척추측만증 등이 있다는 말을 들었다.
- ☐ 추간판 탈출증, 요추 탈출증 등이 있다.
- ☐ 치아가 위아래로 잘 맞물리지 않는다.
- ☐ 하이힐 또는 발에 맞지 않는 신발을 자주 신는다.

▶ 이 책 참고 페이지=83페이지~

【뇌의 만성 염증】과 관련성 높은 증상과 상황

지금까지 읽었지만, 딱히 짚이는 것이 없는 사람, 항상 장(腸)에 좋은 식사를 하고 규칙적으로 생활하며 수면을 제대로 취하고 입속을 잘 관리하고 상인두염을 치료하는데도 증상이 사라지지 않는 사람은 **뇌에 염증**이 있을 가능성이 있습니다.

- ☐ 특정한 계기 없이 브레인 포그가 발생하거나 일어나지 못할 만큼 피로하다.
- ☐ 기억력과 인지력이 떨어진다.
- ☐ 원인 없는 불안이나 우울증 등 정신 증상이 있다.
- ☐ 잠을 못 이룬다. 또는 충분히 자는데도 졸린다.

☐ 말하는 것이 어렵게 느껴진다.

☐ 뇌전증, 진전(떨림)이 있거나 성격이 변했다.

▶ 이 책 참고 페이지=89페이지~

【영양 장애】와 관련성 높은 증상과 상황

☐ 가열 음식을 많이 먹고 신선한 생채소나 과일을 적게 먹는다.

☐★흰 반점, 세로줄 등 손톱 색이나 형태에 이상이 있다. 모발이 푸석하거나 눈에 띌 만큼 빠진다.

☐ 첨가물이 들어간 가공식품(햄, 소시지, 베이컨, 레토르트 식품 등) 또는 화학조미료가 들어간 음식을 자주 먹는다(편의점 음식 등을 많이 먹고 외식을 자주 함).

☐★음식에 관한 호불호가 뚜렷하고 편식이 심하다.

☐ 튀김 등 기름진 요리를 자주 먹는다.

☐ 전자레인지를 자주 쓴다.

☐★미각이나 후각이 둔하다.

☐ 위산 억제제, 강압제, 항생제, 진통제 등 약을 자주 먹는다.

☐★복부 팽만감, 변비, 설사 등으로 장이 불편할 때가 많다.

☐ 충치나 잇몸병이 있어서 잘 씹지 못한다.

☐ 설탕, 카페인, 찬 음식을 자주 먹는다.

☐ 다이어트를 자주 한다.

▶ 이 책 참고 페이지=108페이지~

【유해 물질】과 관련성 높은 증상과 상황

- ☐ 만성 피로감, 두통, 불면이 있고 오래 집중하지 못한다.
- ☐ 근육통이나 관절통을 자주 느낀다.
- ☐ 코막힘과 후비루가 신경 쓰인다.
- ☐ 속쓰림, 복부 팽만감, 변비, 설사, 악취 나는 변 등 위장 증상이 자주 발생한다.
- ☐ 이상하게 무언가를 먹고 싶어진다. 잘 붓는다. 살이 잘 빠지지 않는다.
- ☐ 습진, 두드러기, 거칠어짐 등 피부 문제가 많고 눈 밑에 그늘이 자주 생긴다.
- ☐ 구내염이 자주 생긴다. 입냄새가 신경 쓰인다.
- ☐★약이나 가공식품을 많이 먹는다. 화학 물질을 만질 일이 많다. 화학 물질에 과민하게 반응한다.
- ☐★운동과 수면이 부족할 때가 많다. 땀을 흘리지 않는다(땀 흘릴 일이 별로 없음).
- ☐★직업이나 주거 환경 때문에 유해 물질에 노출된 듯하다(이사, 이직을 계기로 증상이 심해짐).
- ☐ 완전 전기 주택에 살거나 집 근처에 철탑, 안테나, 전철의 선로가 있다.
- ☐ 직장에서 PC 등 전자 기기에 둘러싸여 일한다.

▶ 이 책 참고 페이지=132페이지~

【스트레스】와 관련성 높은 증상과 상황

- ★구체적이고 심한 스트레스(과도한 빚, 가까운 사람의 죽음이나 병, 이혼, 부부 불화, 육아 및 직장 스트레스 등)를 받고 있다.
- 긴장하거나 짜증 낼 일이 많다.
- 입속이 잘 마른다.
- ★무언가를 생각하거나 관련된 행동을 취하면 위통, 더부룩함, 속쓰림 등을 느낀다.
- ★긴장하면 복부 팽만감, 무른 변, 설사, 변비 등이 생긴다.
- 잠을 잘 이루지 못한다. 깊이 잠들지 못한다.
- 가슴이 두근거리고 손에 땀이 날 때가 많다.
- 직장이나 가정에서 부주의로 실수할 때가 많다.
- ★몸의 불편한 부분을 계속 생각하다가 불안해진다.
- 밤을 새우거나 늦은 시간에 과식할 때가 많다.
- 햇볕을 별로 쬐지 않는다. 운동량이 부족하다.
- 호흡이 얕다. 숨이 찰 때가 있다.

▶ 이 책 참고 페이지=144페이지~

제2장

전신에 숨어 있는 만성 염증이란?

'보이지 않는 염증'이 건강을 해치고
질병을 부른다

　누구나 염증이라는 말을 들으면 '붉어지고 붓고 열이 나는 상태'를 떠올릴 것입니다.

　저도 의학부에서 **'염증이란 상처나 감염으로 혈관의 장애 등이 일어나 발적(빨개짐), 열감(뜨거움), 부종(부어오름), 동통(통증)이 발생한 상태**'라고 배웠습니다.

　고대 로마 학자 아울루스 코르넬리우스 켈수스(Aulus Cornelius Celsus)가 제창하여 '켈수스의 4가지 징후'로도 불리는 이 증상들이 '염증의 4대 징후'입니다. 그 외에도 몇몇 징후가 있으나 이 4가지가 대표적인데, 예전의 의학 상식은 이처럼 명확한 특징이 있는 것만을 염증으로 여겼습니다.

　그러나 25년쯤 전부터 의학계는 눈에 보이는 염증뿐만 아니라 눈에 보이지 않는 염증, 일반 검사로는 찾을 수 없는 염증에도 주목하기 시작했습니다. 붉지도 뜨겁지도 않고 부종이나 통증도 없는 염증이 있다는 사실을 깨달은 것입니다.

　염증의 일종인 화상을 예로 들어 설명해 봅시다. 보통

화상이라고 하면 피부가 붉게 짓무르고 물집이 잡힌 상태를 떠올릴 것입니다. 그러나 그 정도는 아니라도 아주 짧은 순간 불이나 뜨거운 물체에 닿은 부위가 겉으로는 변화가 전혀 없는 채 미미하게 욱신거릴 때가 있습니다. 이런 부위는 식히면 금방 낫고 흉도 거의 남지 않습니다.

그런데 그 욱신거림 이전에 자각 증상이 전혀 없는 채로 생체가 반응하여 염증 부위에 화학 물질 등을 살짝 분비하는 단계가 있습니다. 이것이 '눈에 보이지 않는 염증'이며, 더 심해지면 '눈에 보이는 염증'이 됩니다. 예전에 생각한 것보다 훨씬 전 단계부터 염증이 시작되는 것입니다.

나아가, 이 '눈에 보이지 않는 염증'이 몸의 다양한 증상과 질병에 영향을 끼친다는 사실이 밝혀져 최근 의학계의 화제가 되고 있습니다.

☞ 최근 25년간 염증의 상식이 달라졌다.
☞ 눈에 보이지 않는 염증이 몸의 다양한 증상과 질병에 영향을 끼친다.

염증은 몸을 지키려는 반응이지만 만성이 되면 골치 아프다

'눈에 보이지 않는 가벼운 염증은 붉게 짓무르는 염증보다 수월하겠지'라고 생각할 수도 있습니다. 그러나 사실은 눈에 보이지 않는 가벼운 염증이 더 골치 아픕니다.

왜 그런지 알아보려면 먼저 염증을 기본적으로 이해할 필요가 있습니다.

우리는 대개 염증을 싫어하지만, 염증은 몸에 해로운 작용이 아닙니다. 오히려 우리 몸을 지키려는 중요한 반응입니다.

예를 들어 상처 부위가 감염되어 붓고 열이 날 때 체내에서는 침입한 세균 등의 병원체와 면역 세포가 싸우는 중입니다. 상처 부위가 붓고 아픈 것은 면역 세포가 동료를 불러들이려고 혈액과 림프액을 모으고 병원체를 해치울 화학 물질 등을 방출했기 때문입니다.

염증은 면역 세포가 몸을 지키려고 정상적으로 싸우고 있다는 증거입니다. 그래서 면역 세포가 무사히 승리하여 병원체를 배제한 후에는 대개 그 부위가 회복되어 원래 상태로 돌아갑니다. 이것이 우리가 전부터 알았던 '눈에 보

제2장 전신에 숨어 있는 만성 염증이란?

이는 염증' 즉 '급성 염증'의 특징입니다.

한편 '눈에 보이지 않는 염증'은 골치 아프게도 급성 염증과 달리 오랫동안 낫지 않을 때가 많습니다. 그래서 '만성 염증'이라 합니다. 화재로 비유하면 급성 염증은 불이 활활 타는 상태, 만성 염증은 불꽃은 없이 연기만 계속 나는 상태라 할 수 있습니다.

다시 말해 면역 반응이 빠르고 강하게 일어나 건강한 상태를 회복하는 것이 급성 염증, 명확한 면역 반응이 없는 채 가벼운 염증이 오래 이어지는 것이 만성 염증입니다(일반적으로는 눈에 보이는 염증이 오래갈 때도 만성 염증이라고 말하지만, 의학적으로는 눈에 보이지 않는 염증이 오래갈 때만 만성 염증으로 인정함).

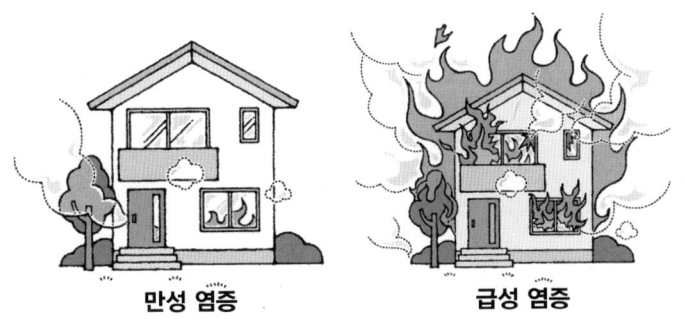

만성 염증　　　　　급성 염증

☞ 염증은 몸을 지키는 면역 세포가 정상적으로 기능한다는 증거로 대개 면역 세포가 승리한 후 환부가 회복된다.
☞ 가벼운 증상이 완전히 낫지 않고 오래가는 만성 염증이 급성 염증보다 더 골치 아프다.

만성 염증과 면역의 관계

만성 염증은 면역 관용(免疫寬容 : 병원체나 항원에 노출되어도 면역계가 반응하지 않는 상태)과도 관련이 있습니다.

우리 몸의 면역계는 체내 조직이 병원체나 항원에 노출되었을 때, 이 면역 관용의 적용 여부를 적확히 판단합니다. 하지만 그 조정 기능은 나이를 먹을수록 약해집니다.

그 결과 식품 단백질, 화학 물질, 자기 조직이나 세포에까지 면역이 과민하게 반응하여 이전에 반응하지 않았던 것에도 반응하기 시작합니다. 그래서 나이를 먹으면 체질이 변해 염증이 생기기 쉬운 것입니다. 여기에 유전이나 감염, 강한 스트레스 등이 겹치면 온갖 자극에 과민해져 여기저기 염증이 일어납니다. 그것이 낫지 않고 계속되면 만성 염증이 됩니다.

그나마 통증을 느끼는 통각 수용기가 있는 조직에 염증이 생기면 '통증'이라는 증상이 동반됩니다.

그러나 통각 수용기가 없는 조직, 예를 들어 '뇌' 등에 만성 염증이 있으면 '통증'도 없이 뇌 지구력이 떨어지거나 우울해지는 등의 정신 증상이 발생합니다.

장(腸)의 상피 세포나 혈관의 내피세포에도 통각 수용기가 없으므로 장내 염증과 동맥경화도 아주 심각해진 후에야 증상이 나타납니다.

장관(腸管)이 장벽으로 기능한다는 사실은 이미 잘 알려졌지만, 장뿐만 아니라 뇌, 폐, 혈관, 질에도 장벽 기능이 있습니다. 그런데 이 장벽이 무너지면 이물이 내부로 침입하여 염증을 일으킵니다. 장벽을 고치지 않으면 같은 일이 반복될 것입니다.

이 물리적인 장벽 기능을 방해하는 요인으로 알레르기가 있습니다. 알레르기 반응에 관여하는 마스트 세포(백혈구의 일종)가 히스타민을 방출하여 장벽 기능을 저해하기 때문입니다.

또 소화되지 않은 음식물이 장에 들어와 장내 세균총을 어지럽히거나 염증을 일으키거나 방어 물질인 IgA(면역 글로불린 A) 등의 기능을 저해하기도 합니다. 그러면 점막이 분비하는 점성 물질인 뮤신 등이 감소하여 장벽 기능에 문제가 생깁니다. 이뿐만 아니라 효소나 방어 물질의 작용이 장벽 기능을 저해하기도 합니다. 이처럼 장벽이 약해지면 다양한 이물이 체내로 침입합니다.

이때 면역계가 일으키는 주된 염증 반응 4단계를 35페이지에 정리해 두었습니다.

그러므로 만성 염증의 원인을 찾으려면 식품 단백질이나 병원체, 오염 물질, 조직 파괴 등 특정한 요인이 반복적으로 발생하지 않는지 잘 살펴보아야 합니다.

☞ 나이를 먹으면 체질이 바뀐다. 거기에 유전이나 감염, 강한 스트레스 등이 겹치면 다양한 자극에 과민해져 여기저기 염증이 일어나기 쉽다.
☞ 장(腸)의 상피 세포, 혈관의 내피세포에는 통각 수용기가 없으므로 장내 염증과 동맥경화는 심각해져야 증상이 나타난다. 체내의 어떤 곳이든 장벽 기능이 약해지면 이물이 침입해 염증을 일으킨다.

■염증의 4단계

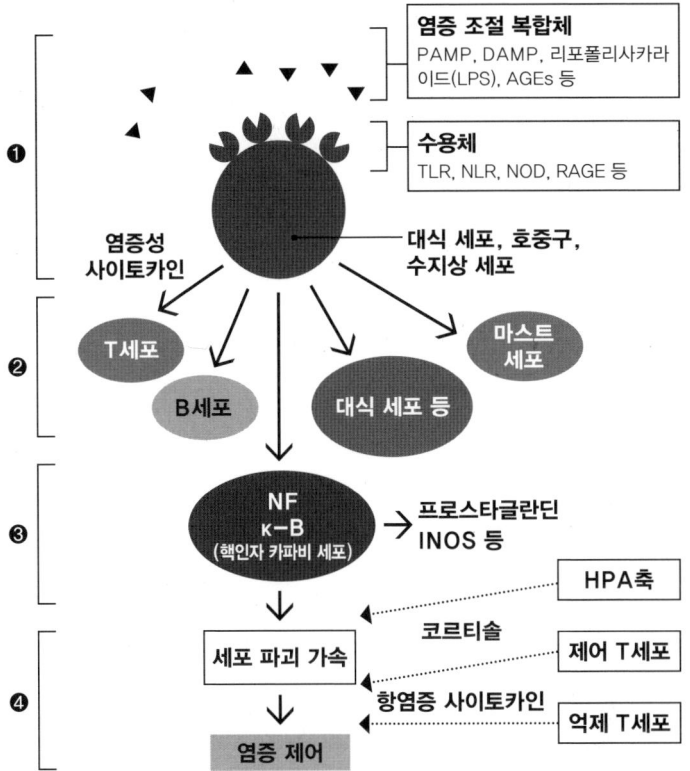

❶활성화
염증 반응을 일으켜 면역 세포를 활성화한다(활성화가 반복되면 항원 자체에 대항하는 면역 시스템이 약해짐).

❷염증 세포 동원
일부 면역 세포가 과도하게 동원된다(면역 세포를 과도하게 반응시킴).

❸증폭
일부 면역 세포가 기존 내인성 염증의 경로를 증폭한다(증폭 진행).

❹염증 개선 및 소실
소실(해결 능력 저하). 단, 염증을 가라앉히는 능력이 저하하면 만성이 되기 쉽다.

참 고 자 료

- **PAMP**=병원체 관련 분자 패턴(Pathogen-associated Molecular Pattern)
- **DAMP**=손상 관련 분자 패턴(Damage-associated Molecular Pattern)
- **사카라이드(LPS)**=지질 다당류(Lipopolysaccharide)
- **TLR**=톨 유사 수용체(Toll-like Receptor)
- **NLR**=NOD 유사 수용체(NOD-like Receptor)
- **NOD**=NOD 유사 수용체의 대표, 뉴클레오타이드 결합 올리고머화 도메인 함유 단백질 1(Nucleotide-binding Oligomerization Domain-containing Protein 1)
- **RAGE**=AGEs 수용체(Receptor for AGEs)
- **염증성 사이토카인**=혈액에 포함된 면역 단백질
- **대식 세포**=백혈구의 일종
- **호중구**=백혈구의 60%를 차지하는 과립구 세포
- **수지상 세포**=Dendritic Cell: 나뭇가지 모양의 면역 세포
- **T세포**=림프구의 일종
- **B세포**=림프구의 일종
- **NF-κB(핵인자 카파비 세포)**=Nuclear Factor Kappa-light-chain-enhancer of Activated B Cells: 사이토카인 생성에 관여하는 단백질
- **프로스타글란딘**=Prostaglandin, 염증 반응이나 통증을 유발하는 생리 활성 물질
- **INOS**=유도성 산화질소 합성 효소(Inducible Nitric Oxide Synthases): 염증을 유도하는 효소
- **HPA축**=시상하부-뇌하수체-부신 축(Hypothalamic - pituitary - adrenal axis)

만성 염증을 일으키는 '몸의 문제'에 주목하자

만성 염증(이 책에서는 명확한 국소 염증까지 포함한 개념)이 생기기 쉬운 부위와 만성 염증이 유발하는 대표적 질병이 38페이지의 도표에 정리되어 있습니다.

만성 염증은 언뜻 보기에 국소적 증상 같아도 전신에 영향을 미칩니다. 몸의 한 곳에라도 만성 염증이 있으면 염증 부위에서 나온 염증 물질(사이토카인)이 혈액을 타고 전신을 돌아다니기 때문입니다.

예를 들어 장(腸)의 만성 염증이 전신 피로와 관절 통증을 일으킬 수 있고 충치, 치주염이 심장병을 일으키기도 합니다.

필자의 전문인 신장도 마찬가지여서 신장이 할 일을 기계가 대신하는 인공 투석 환자들에게 동맥경화나 저영양 등이 종종 나타납니다. 의학계는 25년 전부터 그 근본 원인을 만성 염증에서 찾고 있습니다.

신장 질환뿐만 아니라 동맥경화, 그로 인한 심근 경색(심장 혈관이 막혀 심장이 괴사하는 병), 뇌경색(뇌혈관이 막히는 병) 등도 단순한 혈관 막힘이나 굳어짐뿐만 아니라

■ 만성 염증이 전신에 미치는 영향

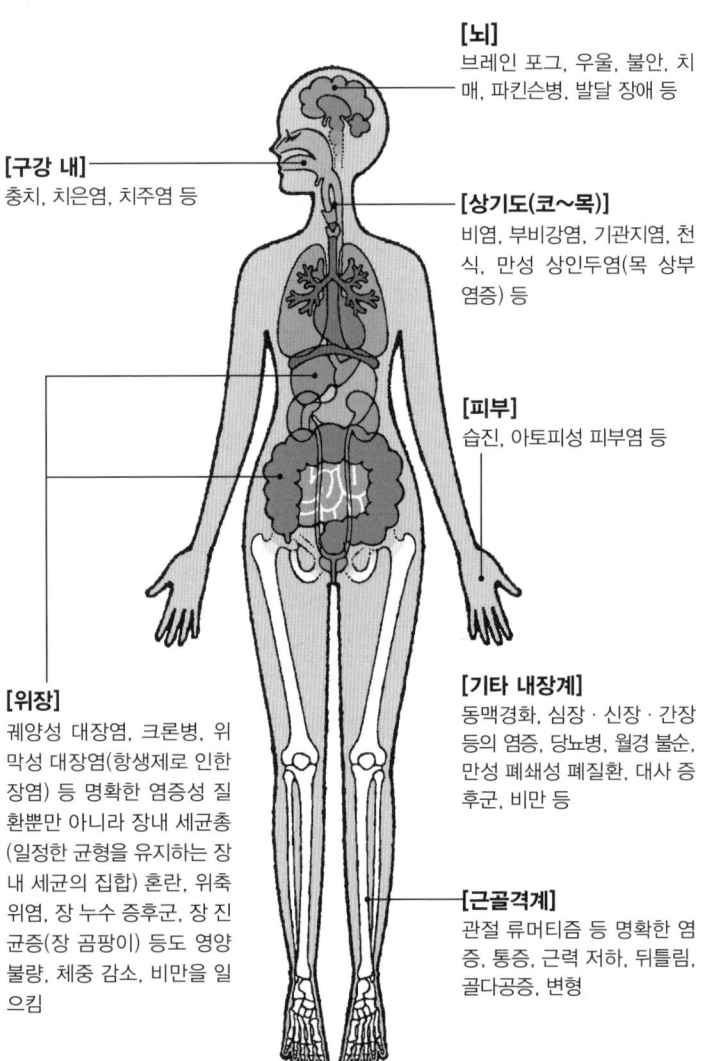

[뇌]
브레인 포그, 우울, 불안, 치매, 파킨슨병, 발달 장애 등

[구강 내]
충치, 치은염, 치주염 등

[상기도(코~목)]
비염, 부비강염, 기관지염, 천식, 만성 상인두염(목 상부 염증) 등

[피부]
습진, 아토피성 피부염 등

[위장]
궤양성 대장염, 크론병, 위막성 대장염(항생제로 인한 장염) 등 명확한 염증성 질환뿐만 아니라 장내 세균총(일정한 균형을 유지하는 장내 세균의 집합) 혼란, 위축 위염, 장 누수 증후군, 장 진균증(장 곰팡이) 등도 영양 불량, 체중 감소, 비만을 일으킴

[기타 내장계]
동맥경화, 심장·신장·간장 등의 염증, 당뇨병, 월경 불순, 만성 폐쇄성 폐질환, 대사 증후군, 비만 등

[근골격계]
관절 류머티즘 등 명확한 염증, 통증, 근력 저하, 뒤틀림, 골다공증, 변형

일반 혈액 검사에 나타나지 않는 만성 염증 때문에 발생할 수 있습니다.

요즘은 대사 증후군이나 비만, 생활습관병(당뇨병, 고혈압 등), 알츠하이머병, 암, 자가 면역 질환(관절 류머티즘 등 면역계가 자기 조직을 공격하는 병) 등 다양한 질환과 노화에 만성 염증이 관여한다고 여겨집니다.

그 외에도 만성 염증은 우리의 전신에 영향을 미치고 뇌 신경에도 염증을 일으킵니다.

뇌신경 염증은 신경 세포 사이의 정보 전달을 왜곡합니다. 말초 신경이라면 통증을 느끼겠지만 뇌신경은 통증을 느끼지 않는 대신 우울감, 브레인 포그, 불안감, 인지 기능 장애 등 정신 증상을 일으킵니다.

그래서 정신 질환으로 착각하여 향정신성 약을 처방받는 사람도 있습니다.

정신 증상이 일어나는 것은 염증을 일으키는 미토콘드리아가 잘 작동하지 않기 때문입니다. 그러면 뇌내 ATP(아데노신3인산——근육 수축 등 생명 활동에 필요한 에너지를 저장하고 이용하는 데 관여하는 화합물. '생체 에너지 화폐'로 불림)가 감소하여 에너지가 부족해집니다. 그 결과 뇌(인지) 기능이 저하하여 인지력과 집중력이 떨어지고 뇌의 지구력이 약해집니다.

또 혈관 염증 등은 자각 증상이 거의 없는 채로 동맥경화, 심근 경색, 협심증 등 허혈성 심질환, 뇌경색 및 뇌내출혈을 일으킬 수 있습니다. 오래된 타박상이나 흉터, 무릎 등의 염증을 도지게 하는 등 오랜 상처에서 증상을 발현하기도 합니다.

그리고 만성 염증은 큰 병으로 발전하기 전에 이런저런 작은 불편이나 증상을 일으킵니다. 많은 사람이 단순히 체질 탓이거나 이유가 없다고 생각하는 사소한 불편 즉 설사, 변비, 소화 불량, 알레르기, 오래가는 기침과 가래, 목 통증, 습진, 가려움, 피로감 등도 만성 염증에서 비롯됐을 가능성이 큽니다. 다시 말해 이런 증상들이 **큰 병의 전조일 수도** 있습니다.

이처럼 만성 염증이 중대한 병을 초래하므로 주의할 필요가 있습니다.

다만 거듭 말하다시피 염증 자체는 나쁘지 않습니다. 만성이든 급성이든 염증이라는 현상을 억누르려 하지 말고 그 현상을 일으킨 원인을 내부에서 찾는 것이 중요합니다. 그 원인으로 꼽을 수 있는 것들은 다음과 같습니다.

- 몸의 어딘가에 감염원이 계속 남아 있음(장의 염증, 잇몸의 염증, 상인두염 등)
- 염증을 일으키는 물질이 몸에 계속 들어옴(소화되지 않는 단백질이 들어간 가공식품, 밀가루, 유제품, 유해 첨가물 등을 습관적으로 섭취함)
- 면역 기능 약화(지속적인 스트레스, 유해 물질, 스테로이드 등 면역 저하 물질이 몸에 계속 들어옴)
- 산소나 영양이 부족한 상태가 계속됨

☞ 국소 염증도 전신에 영향을 미친다.
☞ 염증의 증상을 억제하기보다 원인을 찾는 것이 중요하다.

노화에 따른 염증

나이를 먹으면 몸이 여기저기 삐걱대고 쑤시고 병에도 잘 걸립니다. 앞서 말한 대로 나이를 먹을수록 우리 몸이 면역 기능을 잘 조정하지 못해 염증에 더 쉽고 강하고 활발하게 반응하기 때문입니다.

한편으로는 염증 반응이 약해지거나 면역이 제대로 작동하지 않아서 염증이 오래가기도 합니다. 그러면 염증이 만성화하여 다른 문제나 질병을 일으킵니다.

이런 현상을 염증 노화(인플라메이징, Inflammaging)라 합니다.

나이를 먹으면 젊을 때는 아무렇지도 않았던 사소한 자극도 염증을 일으킬 수 있습니다. 그 자극의 대표를 아래에 나열했습니다.

- 가공식품에 포함된 다량의 화학 물질
- 작물을 키우며 접촉하는 토양 오염 물질, 농약 등
- 대기 오염, 공기 중의 알레르기 유발 물질
- 염증을 일으키는 가정 내 화학 물질
- 건축 자재에 포함된 염증 유발 물질
- 매일 쓰는 화장품, 식품의 팽창제
- 창호 등의 화학 물질
- 매일 섭취하는 약

일반적으로 나이가 많을수록 염증이 잘 생기고 오래가는 경향이 있습니다.

그러므로 나이를 먹으면 생활 환경을 개선하여 염증의 부담을 줄이려고 더 노력해야 합니다. 그리고 질병 예방과 개선을 위해 염증을 미리 방지하는 것을 중요한 목표로 삼아야 합니다.

나이를 먹으면 세포도 노화하여 제대로 작동하지 않으므로 세포의 효율이 떨어집니다. 그래서 염증을 조절하지 못하고 염증 매개체(염증을 일으키거나 지속시키는 물질)를 계속 방출합니다. 그래서 다음과 같은 염증 매개체가 과도하게 증가합니다.

- 체내 알레르기 반응에 관여하는 히스타민(염증과 알레르기를 유발하는 단백질)
- 염증성 사이토카인(면역 기능의 균형을 유지하는 단백질)
- 염증성 프로스타글란딘(호르몬의 일종)
- 아디포카인(생리 활성 단백질, 염증성 사이토카인의 일종)

따라서 생활 속에 염증을 증폭하는 요인이 없는지 찾아내야 합니다.

노화에 스트레스, 당뇨병, 고혈압, 감염증, 비만 또는 과도한 체중 감량 등으로 인한 영양 불량, 저산소 등이 겹치면 만성 염증이 계속 이어지다 본격적인 질병으로 발전하기 때문입니다.

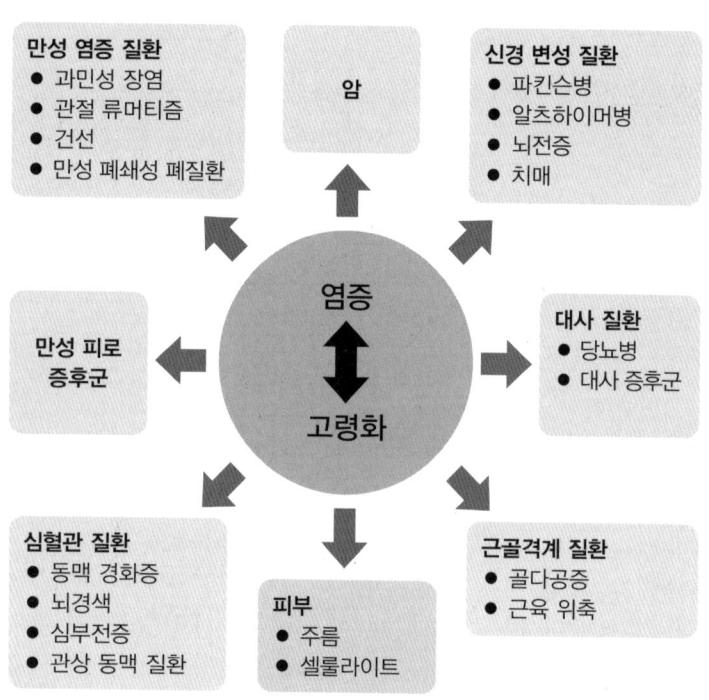

Preventive Medicine 54 : 2012, S29-S37에서 변경

나이를 먹으면 장내 세균총도 변화합니다. 대개는 장내에서 염증을 억제하는 단쇄 지방산 등을 만드는 균종이 감소하고 다양성이 줄어듭니다. 분비물도 감소하여 장(腸)의 장벽이 무너지기 쉽고 장벽이 계속 약해지면 장 누수 증후군이 발병하거나 장내 세균총에 이상이 생길 수 있습니다.

결국 염증이 노화를 앞당기고 노화가 염증을 악화하는 악순환에 빠지는 것입니다.

그리고 나이를 먹으면 늘 이곳저곳이 쑤십니다. 근육 내 세포가 죽어 근육에 잔해가 쌓이는데 나이 먹은 면역계가 그 잔해를 효율적으로 처리하지 못하기 때문입니다. 이처럼 즉시 처리하지 못한 찌꺼기에 몸이 계속 반응하는 만성 염증 상태가 이어지니 근육이 늘 여기저기 아픈 것입니다.

즉 근육 부종과 굳어짐, 근육통 역시 근육에 달라붙은 세포 잔해에 대한 가벼운 염증 반응이라 할 수 있습니다.

☞ 나이를 먹을수록 염증이 잘 발생하므로 생활 속의 염증 유발 요소를 줄이려고 노력해야 한다.
☞ 염증이 노화를 앞당기고 노화가 염증을 악화한다.

세포에서도 염증 유발 물질이 나온다

염증에 관해 알아둘 것이 또 하나 있습니다.

이전에는 염증을 세균, 바이러스 등 병원체나 이물, 유해 물질 등 '외부 요인'에 몸이 반응하여 일어나는 현상으로 여겼습니다. 면역 세포가 외부 요인을 방어할 때만 반응한다고 생각한 것입니다. 그러나 앞서 말했듯 염증은 외부 요인 없이도 발생합니다.

우리 몸의 세포 내에는 다양한 물질이 있습니다. 그중에는 세포 내에 있으면 안전하고 세포 밖으로 나가면 해가 되는 것이 있습니다.

일례로, 신체가 뒤틀리면 좌우 대칭으로 힘이 분산되지 않고 한쪽으로 치우치므로 혈류가 정체하는데, 이렇게 정체한 부위(압박받거나 붓거나 결리는 곳)에 산소가 공급되지 않거나 노폐물이 쌓였을 때 세포가 몸에 해로운 물질을 분비합니다.

그리고 심리적 스트레스, 빛, 환경적 자극 등을 받았을 때 특정한 신경 회로가 활성화되어 혈관 근처의 신경에서 신경 전달 물질을 방출합니다. 그러면 혈관 벽에 입구가 형성되어 혈액 세포가 조직으로 유출됩니다. 이것을 '게이

■게이트웨이 반사

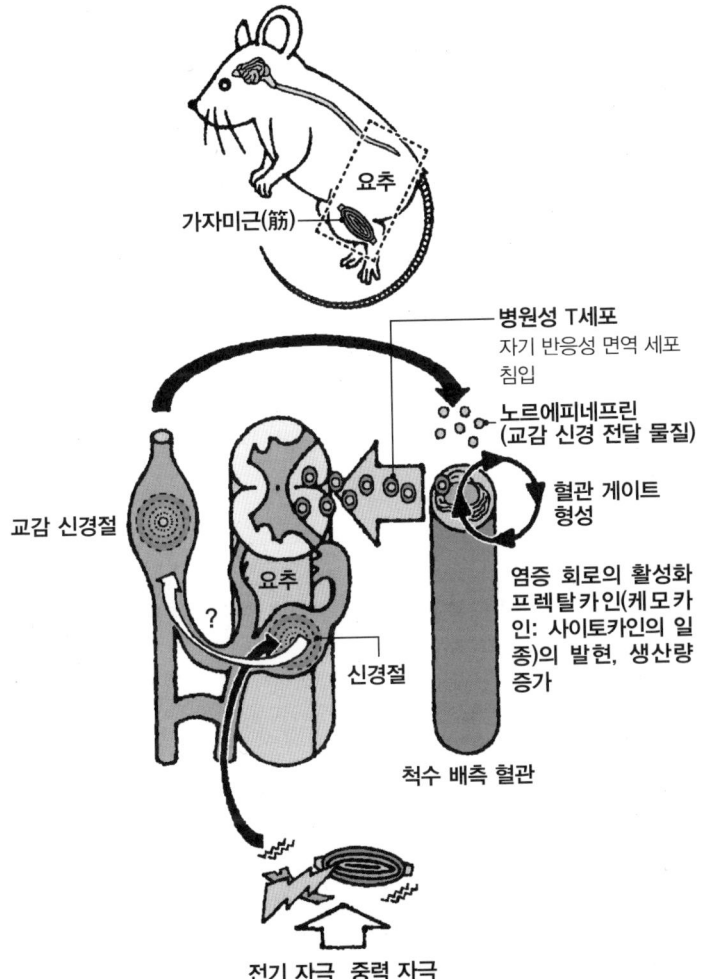

Jpn J. Clin Immunol 40(3) 1600-168(2017) 나카가와 이쿠마(中川育磨), 무라카미 마사아키(村上正晃) '염증 회로와 게이트웨이 반사: 신경에 의한 염증 제어 기능'에서 인용, 변경

트웨이 반사'(47쪽 참조)라고 합니다.

원래는 병원체에서 몸을 지켜야 할 혈액 속 면역 세포가 노화나 스트레스 등의 원인으로 자기 조직을 공격하기도 합니다. 이 공격적인 병원성 T세포가 혈관에서 조직으로 이동하면 조직에 염증이 발생합니다.

이것이 당뇨병, 동맥경화, 관절 류머티즘, 치매, 우울증의 원인이 될 수 있습니다.

우리 몸은 이처럼 체내에서 일어난 일에도 외부에서 이물이나 병원체가 들어왔을 때와 똑같이 반응합니다. 면역 세포가 작용하여 염증을 일으키는 것입니다.

게다가 이런 현상은 국소에서 끝나지 않습니다. 앞서 말했듯 염증 물질이 전신을 돌아다닐 뿐만 아니라 세포 내 물질 또한 염증을 일으킬 수 있으므로 염증을 전신의 문제로 생각할 필요가 있습니다. 심지어 스트레스나 신체 대사의 교란, 과로 등이 이어지면 전신에 이런 만성 염증이 계속 남아 있게 됩니다.

☞ 염증은 외적 요인 없이도 발생한다.
☞ 염증은 '국소에 일어나는 격렬한 현상'이라기보다 '전신에서 계속 일어나며 온갖 불편을 초래하는 현상'이다.

제3장

의심해야 할 만성 염증의 요인과 대처법

신체 문제의 원인을 찾자

이번 장에서는 오래가는 신체 문제의 원인을 다음과 같이 나누어 해설하겠습니다.

① 장(腸)의 만성 염증
② 상인두와 구강의 만성 염증
③ 피부의 만성 염증
④ 근골격계의 만성 염증
⑤ 뇌의 만성 염증

만성 염증은 전신에 일어날 수 있는 현상이지만, 앞의 다섯 가지가 특히 중요합니다. 그중에서도 먼저 '장의 만성 염증' '상인두와 구강의 만성 염증' '피부의 만성 염증' '근골격계의 만성 염증'을 설명하겠습니다.

그리고 이 네 가지가 심해졌을 때 발생하는 '뇌의 염증'을 설명하고, 우리 일상에 흔히 존재하는 만성 염증의 원인을 해설하겠습니다.

20~26페이지의 체크리스트를 활용하거나 각 페이지의

해설을 읽고 자신과 관련성이 깊어 보이는 것을 찾아봅시다. 그리고 항목별 대처법을 실행합시다.

그 결과 자신에게 맞는(조금씩이라도 증상이 개선되는) 대처법을 찾았다면 반드시 지속해야 합니다. 익숙해진 후에는 관련이 있을 듯한 다른 원인의 대처법을 추가해도 좋습니다.

혹시 실행 후에도 몸 상태가 좋아지지 않는다면 다른 원인의 대처법을 시도합니다.

1. 【장의 만성 염증】

장 염증으로 '장벽 기능'이 약해지면

장은 영양소를 흡수하는 중요한 역할을 담당합니다. 그러므로 털처럼 생긴 섬모라는 섬세한 기관이 장벽을 뒤덮어 장 내막 면적을 최대한 넓힘으로써 영양소를 최대한 흡수할 수 있는 구조로 되어 있습니다.

서로 결합하여 섬모를 뒤덮은 상피 세포(피부나 점막 등 표면에 있는 세포)는 필요한 물질을 통과시키고 크기가 일정 기준을 초과하는 물질은 거르는 체와 같은 구조로 되어 있습니다.

이 상피 세포라는 물리적 체와 함께 장내 세균총이 방출하는 분해 효소가 이물의 침입을 막습니다. 또 장의 분비 세포도 점액 성분이나 면역 물질, 소화 효소 등을 분비하여 소화를 돕는 동시에 이물의 침입을 막습니다.

즉 장은 몇 겹이나 되는 강력한 필터를 활용하여 필요한 물질은 최대한 흡수하고 불필요한 물질은 방어합니다. 장에 음식과 함께 들어온 다양한 이물, 유해 물질, 병원체 등을 선별하여 몸을 지키기 위한 구조입니다.

그러나 장에 염증이 생기면 이 필터 기능이 약해집니다. 염증으로 상피 세포의 물리적 결합이 느슨해지고 점액 등의 방어력이 약해지며 장내 세균의 균형이 무너져서 필터가 잘 작동하지 않는 것입니다.

그러면 장 점막의 체가 성글어져서 체내에 들어오지 말아야 할 물질이 들어옵니다. 이것이 장 누수(53페이지 참조)입니다. 이때 발생하는 다양한 증상을 '장 누수 증후군'이라 합니다.

■장 누수 증후군
장의 체 구조가 무너지면 장 누수 증후군이 발생

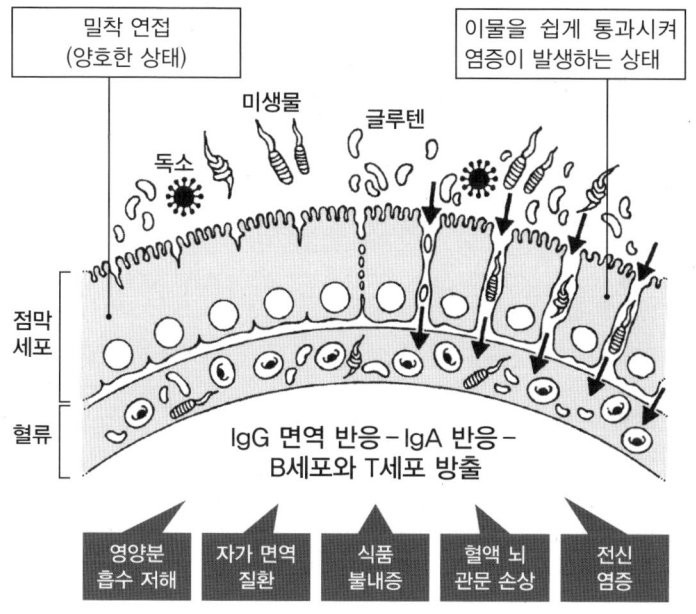

☞ 장에는 필요한 물질과 불필요한 물질을 선별하는 필터 기능이 있다.
☞ 필터 기능이 저하하면 체내에 불필요한 물질이 침입한다.

설탕과 화학 물질, 소화되지 않은 음식물이 장에 염증을 일으킨다

장 누수의 원인으로써 대부분 염증을 일으키기 쉬운 물질을 습관적으로 섭취하거나 곰팡이(진균) 등 미생물이 번식하여 발생합니다.

습관적으로 섭취하면 장에 염증을 일으키는 성분은 다음과 같습니다.

- 설탕
- 소화가 어려운 초(超)가공식품, 밀가루, 유제품의 단백질
- 화학 첨가물
- 인공적 지방산인 전이 지방산(트랜스 지방산)
- 각종 유해 물질

이중 '화학 첨가물'에는 약도 포함됩니다.

그리고 밀가루나 유제품은 일반적으로 독성 물질로 인식되지 않으나 소화가 어려운 성분입니다. 따라서 대량으로 들어와 소화되지 않은 채 남아 있으면 염증이 발생하니 주의해야 합니다.

- 백설탕, 액상 과당 등 질 나쁜 당질의 과다 섭취
- 항생제
- 농약
- 유해 금속
- 호르몬 균형 붕괴에 따른 장내 세균총 혼란
- 장 기능이 저하된 상태로 발효 식품 과다 섭취

다음 이유로 뱃속 곰팡이가 늘어나도 장에 염증이 발생합니다.

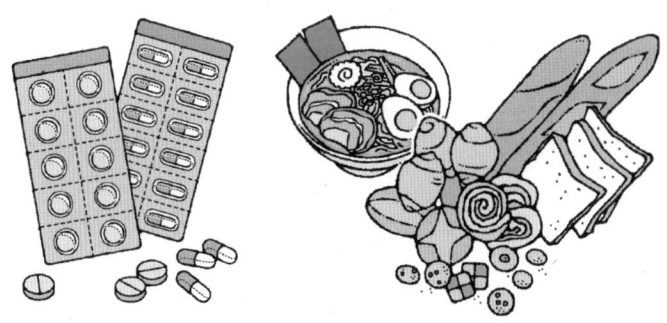

일단 장에 염증이 생기면 장내 세균총 균형이 무너져 염증이 더 심해지는 악순환이 시작됩니다.

장내 미생물은 미네랄 등 영양소를 더 잘 흡수되는 형태로 분해하거나 필수 비타민, 호르몬, 효소 등을 생산합니다. 그러므로 장 염증으로 장내 세균총이 흐트러지면 소화가 잘 안 되고 비타민, 미네랄, 호르몬, 효소가 부족해집니다. 그래서 면역 기능이 잘 조절되지 않아 염증 해소와 조직 회복이 늦어집니다.

장은 몸 전체 80%의 림프구(Lymph 球)가 모여 있는 곳으로 면역의 요체라고도 합니다. 그래서 장 염증이 생기게 되면 면역 기능이 약해지고 점점 염증이 길어지기 쉬워지는 것입니다.

장에 염증이 생기면 이렇게 많은 폐해가 있으므로 몸에 다양한 문제가 발생합니다.

체크리스트에서 장 항목에 해당 사항이 많았던 사람은 앞의 원인 목록을 한 번 더 살펴봅시다. 이중 자신이 특히 소홀했던 항목을 개선하고 과다하게 섭취했던 음식을 제한합시다.

☞ 백설탕, 초가공식품, 밀가루, 유제품, 화학 첨가물, 약품, 전이 지방산 등을 많이 섭취하면 장에 염증이 생기기 쉽다.
☞ 장에 염증이 생기면 장내 세균총의 균형이 무너진다.

'장 누수'가 '혈관 누수'와 '뇌 누수'를 일으킨다

앞서 말한 대로 한 부위의 염증은 전신에 영향을 미칩니다. 특히 장 염증은 혈관과 뇌에 큰 영향을 미친다고 알려져 있습니다.

장은 몸에 들여도 되는 물질과 들이면 안 되는 물질을 선별하는 체와 같다고 설명했는데, 사실은 장 이외의 기관에도 '필터' '관문' '장벽'의 기능이 있습니다. 혈관 벽 안쪽을 뒤덮은 내피 세포도 체 기능을 담당합니다. 혈액에 포함된 물질 중 혈관 벽을 통과해도 되는 물질과 안되는 물질을 체처럼 선별하는 것입니다.

또 뇌 입구에 있는 '혈액 뇌 관문'도 장과 같은 체 구조[혈관내피세포나 주피세포(周皮細胞, 벽세포), 성상교세포(星狀膠細胞)라는 뇌세포의 일부와 기저막 등]로 되어 있어서 뇌에 들여도 되는 물질과 안 되는 물질을 선별하는 작업을 합니다.

장에 염증이 생겨 체 구조가 무너지면 혈관이나 뇌의 체 구조도 무너지기 쉽습니다. 장의 염증에서 방출된 '상피 세포의 결합을 느슨하게 하는 물질'이 혈관과 뇌까지 도달하기 때문입니다.

장의 장벽이 무너지면 '장 누수', 혈관의 장벽이 무너지면 '혈관 누수', 뇌의 장벽이 무너지면 '뇌 누수'가 일어납니다. 누수된 혈관은 동맥경화 등을, 누수된 뇌는 정신 증상이나 피로감 등을 일으키기 쉽습니다(뇌 염증은 나중에 다시 다룸).

피부의 상피 세포도 서로 결합하여 체 구조를 이룹니다. 피부의 장벽이 무너지면 유해 물질이 피부로 침투하여 알레르기나 피부염을 일으킵니다.

요컨대 장에 염증이 생기면 몸 이곳저곳에서 통과시키지 말아야 할 물질을 통과시키게 되므로 전신에 다양한 문제가 계속 발생합니다.

☞ 혈관과 뇌, 피부에도 체 구조가 있다.
☞ 누수 혈관은 동맥경화를, 누수 뇌는 정신 증상 및 피로를 일으키기 쉽다.

'소박한 식사'가 염증을 방지한다

어디서부터 손을 대야 할지 모르겠다면 식사부터 개선해 봅시다.

염증을 잘 일으키는 식품의 대표는 '초가공식품'과 '백설탕'입니다.

'초가공식품'이란 햄, 소시지, 어묵류처럼 정확히 무엇으로 만들어졌는지 알 수 없는 가공식품을 말합니다. 이런 식품은 소화가 어려운 화학 첨가물을 많이 포함하여 장 염증을 일으키기 쉽습니다.

화학조미료나 인공 감미료, 농약, 화학 비료 등도 화학 물질이므로 장에 염증을 일으킵니다. 유전자 변형 식품과 전이 지방산 등도 소화가 어려워 염증의 원인이 됩니다.

설탕, 특히 미네랄 성분 등을 제거한 백설탕은 단백질과 결합하여 최종 당화 산물을 생성하므로 염증의 원인이 됩니다. 특히 혈액 속에 당이 늘어나는 당뇨병이 있으면 최종 당화 산물도 많이 만들어지므로 전신의 혈관에 염증이 생겨 동맥경

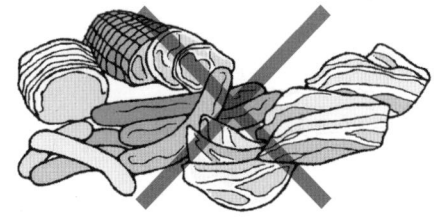

화가 진행되기 쉽습니다.

게다가 이런 물질은 체내에서 이물질로 인식되어 체내 면역 세포의 공격 대상이 되므로 염증성 물질을 점점 더 많이 생성합니다.

앞서 말한 대로 밀가루나 유제품도 소화가 어려워 염증을 일으키기 쉬운 식품입니다. 그 외에 산화한 기름이나 식품도 염증을 일으키므로 튀김을 피하는 게 좋습니다.

이렇게 식사법을 지도하면 '먹을 게 없다'라고 말하는 환자가 많습니다. 평소에 아무렇지 않게 먹던 음식을 전부 피하라고 하니 당황스러울 수 있습니다.

그러나 관점을 조금 바꾸면 여전히 먹을 것이 많습니다.

- 각종 채소와 해조류
- 질 좋은 육류와 생선
- 달걀, 콩
- 밥, 뿌리채소, 메밀가루

이런 식품은 염증을 잘 일으키지 않습니다. 질 좋은 재료를 구하려면 돈이 조금 더 들겠지만 어쨌든 고기와 생선은 안심하고 먹어도 됩니다. 공들여 요리할 필요도 없습니다.

재료를 날것으로 또는 구워서 준비하고 두부나 달걀을 넣은 소박한 된장국을 곁들이기만 해도 만성 염증을 억제하는 식단이 완성됩니다.

〈추천 예〉

주식
- 밥, 뿌리채소, 메밀국수

반찬
- 대강 자른 생채소 샐러드, 해조류, 두부, 절임

주요리
- 회, 두부(공들여 요리할 필요 없음), 달걀(날달걀이나 삶은 달걀을 간단하게), 생선구이, 고기찜

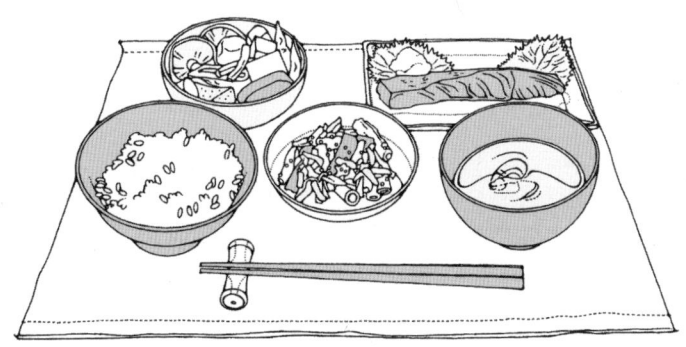

국

- 된장국(달걀, 두부, 미역 등 건더기를 넣어 소박하게)

간식

- 과일, 군고구마, 잔 생선, 견과, 풋콩 등

어떻습니까? 의외로 간단하지 않습니까?

가공식품을 피하고 튀김을 줄이기만 해도 충분히 효과가 있을 것입니다.

시판되는 반찬을 사서 먹는다면 단순하게 소금과 후추로만 조미한 것을 고릅시다.

외식할 때는 프랜차이즈 식당을 피하고 음식을 현장에서 직접 만들어 내는 개인 식당으로 갑시다. 메뉴도 회, 생선구이 정식, 돼지 생강구이 정식 등 단순하게 조미된 정식이 좋습니다. 자연주의 식당이라면 더 좋을 것입니다.

하지만 몸이 힘들 때는 편의점에 가는 게 최선일 수 있습니다. 그럴 때는 편의점 음식 중에서 그나마 장에 염증을 덜 일으키는 것을 고릅시다.

되도록 원재료만으로 완성한 단순한 식품을 고르는 것이 요령입니다. 상품 뒤쪽의 성분 표시를 읽고 첨가물이 적은 것을 고르면 됩니다. 예를 들면 소시지보다 샐러드

치킨이 낫고 포장된 레토르트 식품보다 꼬치에 꿰어 파는 어묵이 낫습니다. 어묵 중에서는 무, 곤약, 달걀, 문어 등이 좋습니다. 삶은 달걀이나 즉석밥도 괜찮습니다.

편의점 식품에서 큰 비중을 차지하는 튀김류는 좋지 않습니다. 다만 냉동식품이나 반찬류가 워낙 많아지다 보니 편의점들도 요즘 냉동 기술을 개발하여 건강에 좋은 식품을 조금씩 늘리고 있는 듯합니다. 그래도 만성 염증을 방지하려면 기본적으로 외식이나 편의점 식품은 줄이는 것이 좋습니다.

그러나 만성 질환 환자 중에는 대형 슈퍼마켓에 가서 장을 볼 수도 없고 주방에 서 있을 수도 없는 사람이 있습니다. 그런 환자는 다음과 같은 방식으로 피해를 최소화할 수 있습니다.

가능한 한 '원재료'가 알려지거나 '첨가물'이 적게 들어갔거나 '유전자'를 변형하지 않은 음식을 고릅시다. 산지를 특별히 표시한 음식도 좋습니다. 사소한 차이지만 그렇게 선택하는 것만으로도 몸 상태가 달라질 것입니다.

옛날 사람들이 먹었을 듯한 단순한 음식을 지향해야 만성 염증이 개선됩니다.

지금의 우리 밥상에는 백설탕, 초가공식품, 밀가루, 유

■ 병태에 따른 항염증 식생활

알레르겐* 제거
(장내 세균총의 다양성을 늘리기 위해)

혈당을 안정적으로 유지하여
고(高)인슐린 혈증 방지

오메가6 지방산을 줄이고
오메가3, 오메가9를 늘림
음식을 지나치게 가열하지 않음

면역계 과다 활성을 유발하는 물질 최소화
(최종 당화 산물, 곰팡이 독, 가공 소금, 농약, 과도한 알코올)

*알레르겐(Allergen : 알레르기를 일으키는 물질)

제품이 넘칩니다. 그러므로 항상 주의해야 합니다. 아무 생각 없이 섭취한 농약이나 첨가물, 건강을 위한답시고 복용한 약이 오히려 염증을 일으켜 건강을 해치고 있을지 모르기 때문입니다.

하지만 이런 식사법을 배우고 나서 모든 음식에 하나하나 신경을 쓰다 보니 식사를 어떻게 해야 할지 모르겠다는 사람이 있습니다. 그런 사람은 제3장에 언급한 '스트레스'에 민감할 가능성이 크므로 식사 제한이 맞지 않습니다. 대신 과식이나 지나친 편식을 피하고 가공식품을 줄이는 정도로 충분합니다. 그런 상태라면 일단 스트레스 대책을 실천하며 너무 신경 쓰지 말고 무엇이든 맛있게 먹는 게 낫습니다.

☞ 조금만 신경 쓰면 염증의 폐해를 최소화할 수 있다.
☞ 스트레스가 많은 사람에게는 식사 제한이 적합하지 않다.

프리바이오틱스 등 보충제와 한방 의료의 효과

식사를 개선한 후에는 프리바이오틱스(식이섬유, 올리

고당 등), 프로바이오틱스(유산균, 낙산균 등), 신바이오틱스(두 가지의 조합), 포스트바이오틱스(낙산균 등 장내 세균총이 합성하는 성분) 등으로 누수 및 염증을 일으킨 장의 회복을 돕는 것도 좋습니다. 한의학이나 허브 요법도 도움이 될 수 있습니다.

한의학은 장내 세균총의 작용을 통해 효과를 발휘합니다. 한약인 감초는 면역 조절, 인삼은 피로 해소, 시호는 항염증에 효과적입니다. 특히 시호에 들어 있는 게니포시드는 장내 유익균에게 분해되어 염증 억제 물질인 게니핀을 생성합니다.

대건중탕(大建中湯)이라는 한약은 장에 도달한 후 장내 세균을 모아 지방산의 일종인 프로판산을 방출하는데, 그러면 장관의 점막 고유층(상피층)에 3형 선천성 림프구라는 자연 면역(침입한 항원을 둘러싸는 선천면역) 세포가 증식하여 점막의 장벽 기능을 강화합니다.

식사와 생활에 관한 주의 사항은 상인두와 구강의 염증, 피부 염증 등 전신 염증에도 해당하지만, 장 염증과 특히 관련이 특히 깊어서 여기에 실었습니다. 어떤 부위에 염증이 있든 이 주의 사항을 기억하고 실천하길 바랍니다.

☞ 식사를 개선한 후에는 보충제나 한의학에 도움을 받아도 좋다.
☞ 식사와 생활에 관한 주의 사항은 전신의 염증에 똑같이 적용된다.

2. 【상인두와 구강의 만성 염증】

'목의 만성 염증'이 주목받고 있다

다음으로 목과 입의 만성 염증에 관해 이야기해 봅시다. 특히 최근 주목받는 것이 만성 상인두염입니다.

'상인두(上咽頭)'란 말 그대로 목 상부, 코 안쪽에 해당하는 부분입니다(68페이지 참조). 목은 위에서부터 '상인두' '중인두' '하인두'로 나뉘는데, 이중 중인두와 하인두의 표면은 입속과 똑같이 단단한 편평 상피 조직으로 이루어져 있습니다.

그러나 상인두의 표면만 섬모 상피 세포로 뒤덮여 있습니다.

그래서 밖에서 들어온 세균과 바이러스 등 병원체, 먼지 등 이물이 이 상인두의 표면이 분비한 점액과 섬모의 운동 덕분에 상인두에서 중인두로 내려갔다가 가래로 배출됩니다. 상인두는 풍부한 림프구의 작용으로 병원체를 배제하기도 합니다.

장(腸)이 식품을 섭취할 때 들어온 이물을 배제하는 관문이라면, 상인두는 숨쉴 때 들어온 이물을 배제하는 관문이라 할 수 있습니다.

이런 상인두에 발생한 만성 염증이 만성 상인두염입니다. 만성 상인두염이 있으면, 다음과 같은 증상이 나타납니다.

● 목의 이물감, 통증
● 후비루(콧물이 목 뒤쪽으로 흘러내려 가는 증상), 기침 천식(기침이 오래가는 기관지병), 만성 가래

■상인두의 위치

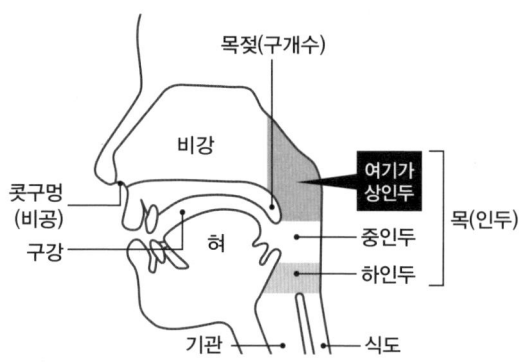

- 치아 지각 과민, 다치통, 혀 통증, 턱관절 통증
- 목과 어깨 결림, 이명, 두통 등

상인두에 만성 염증이 있으면 이런 국소 증상 외에 전신 증상도 나타납니다.

염증이 전신에 영향을 미치는 데다 상인두에 뻗어 있는 미주 신경(迷走神經)이 자율 신경(의지와는 관계없이 몸의 기능을 조절하는 신경)과 밀접한 관계이기 때문입니다. 그래서 상인두염이 있으면 다음과 같은 증상이 나타나기 쉽습니다.

- 전신 권태감, 현기증, 불면
- 기립성 조절 장애(기립성 어지럼증, 아침에 일어나지 못함, 실신 발작 등)
- 기억력, 집중력 저하
- 과민성 장 증후군, 기능성 위장염
- 하지 불안 증후군(다리 등에 불쾌하거나 고통스러운 감각이 느껴지는 증상)
- 만성 피로 증후군, 섬유근통증(전신에 강한 고통을 느끼는 원인 불명의 증상) 등

상인두는 면역 기능에도 영향을 미칩니다.

만성 상인두염이 상당한 영향을 끼친다고 보고된 면역 관련 질병은 다음과 같습니다.

- IgA 신증(신장에 IgA가 쌓여 염증을 일으키는 병)
- 네프로제 증후군(다량의 단백뇨, 부기 등이 나타나는 신장병)
- 장척농포증(掌蹠膿疱症 : 손바닥 등에 고름이 있는 작은 물집이 반복적으로 생기는 병)
- 건선(피부가 붉은 발진을 일으키고 각화하여 벗겨지는 병)
- 류머티즘성 관절염 등 자가 면역 질환
- 관절염, 만성 습진, 아토피성 피부염 등

☞ 상인두는 숨쉴 때 들어온 이물을 배제하는 관문이다.
☞ 상인두는 자율 신경, 면역 기능과 밀접한 관계에 있으므로 전신 증상을 일으킨다.

입으로 호흡하지 말고 코로 호흡하자

만성 상인두염을 개선하기 위해 당장 할 수 있는 일이 '코로 호흡하기'입니다.

제3장 의심해야 할 만성 염증의 요인과 대처법

■ '아이우베 체조'와 '입 테이프'

아이우베 체조

❶
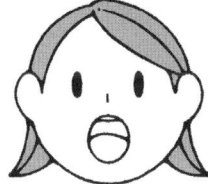
'아'하고 입을 전체적으로 크게 벌린다.

❷
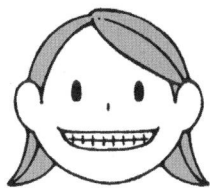
'이'하고 입을 옆으로 크게 벌린다.

❸
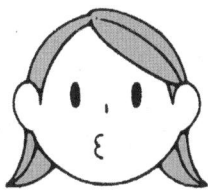
'우'하고 입을 앞으로 강하게 내민다.

❹
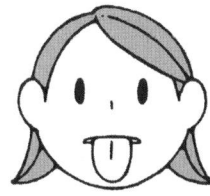
'베'하고 혀를 아래로 길게 내민다.

입 테이프 붙이기

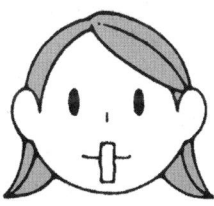

❶의료용 테이프(외과용 테이프, 반창고 등)를 5cm 길이로 자른다.
❷입 중앙에 세로로 붙이고 잔다.

본래 입은 먹거나 말하는 기관이므로 숨은 코로 쉬어야 정상입니다. 그래서 코는 안쪽이 복잡한 동굴처럼 생겨서 공기를 적당히 데우고 촉촉하게 만들며 점액과 섬모로 이물을 걸러내게 되어 있습니다.

코로 호흡하면 공기를 가습하고 정화하여 목과 몸에 부담을 주지 않는 동시에 병원체 등을 배제할 수 있는 것입니다.

하지만 입으로 호흡하면 차거나 건조한 공기가 목에 곧바로 들어오는 데다 병원체 등도 걸러지지 않습니다. 그러면 림프구가 감당하지 못해 상인두염에 걸리기 쉽습니다. 입속도 건조해져서 잡균이 잘 번식하므로 나중에 설명할 치은염이나 충치 등도 생기기 쉽습니다.

따라서 의식적으로 입을 다물어야 합니다. 말을 많이 하는 사람, 노래하는 사람, 스포츠 선수 등은 특히 입으로 호흡하기 쉬우므로 더 신경을 써야 합니다. 아이들도 입이 잘 벌어져서 입으로 호흡하기 쉬우니 코로 호흡하도록 잘 지도해야 합니다.

야간에는 입 중앙에 종이 반창고 등을 세로로 붙여, 자는 동안 입이 벌어지지 않게 합니다. 그러면 수면 중 입 호흡을 방지하는 데 도움이 됩니다(71페이지 참조).

의료계에서는 입 호흡 방지 대책으로 입 주변 근육을 단련하는 '아이우베 체조'(입을 크게 벌리고 '아, 이, 우, 베'라고 발음하는 체조, 71페이지 참조) 등을 전파하고 있습니다.

코, 목을 씻어내는 '코 세척'이나 소독 효과가 있는 점비약(코에 뿌리는 약) 등도 상기도의 염증을 예방하거나 개선하여 코호흡을 유도하는 효과가 있습니다.

그 외에 의료 기관에서 접할 수 있는 만성 상인두염 치료법으로 'EAT(상인두 찰과 요법)'가 있습니다. 이전에는 'B스폿 요법'이라고 했는데, 0.5%로 희석한 염화아연 용액을 면봉에 묻히고 그 면봉을 코와 목으로 넣어 상인두에 직접 문지르는 방법입니다. 그러면 환부가 벗겨져 울혈이 제거되고 염증이 개선됩니다.

만성 상인두염이 있으면 출혈과 통증이 따르지만, 피가 나지 않을 때까지 반복하면 만성 상인두염 치료에 큰 효과가 있습니다. 일반적인 치료법은 아니지만, 현재 일본 전역의 의료 기관 약 200곳에서 널리 시행되고 있습니다.

염증에는 지금까지 언급한 것 외에도 비염 등이 있습니다. 비염을 치료하려면 먼지와 곰팡이를 제거하고 비염을 일으키는 음식을 찾아내고 화분증 대책을 실천하는 등의 알레르겐 관리가 필요합니다.

또 비염, 아데노이드(비강 속에 있는 림프 조직 덩어리) 비대증뿐만 아니라 뇌 문제 등에 따른 저산소 상태도 염증을 일으킵니다.

수면 무호흡 증후군(수면 중에 일시적으로 호흡이 멈추었다가 코골이와 함께 호흡을 재개하는 반복적 증상) 또는 그 원인이 되는 알코올음료, 동맥경화, 과도한 긴장에 따른 얕은 호흡 등도 염증을 일으키고 악화시킵니다. 이런 증상이 있다면 의식적으로 심호흡하려고 노력하는 것이 중요합니다.

체중 조절이나 비염 및 상인두염 관리로도 무호흡 증후군이 개선되지 않을 때는 의료 기관에 가서 제대로 대처하는 게 좋습니다(자는 동안 호스나 마스크를 통해 코에서 기관으로 공기를 밀어 넣어 주는 장치인 지속 양압호흡기 또는 마우스피스를 착용하여 개선할 수 있으며 비대해진 아데노이드에는 수술이 필요할 수 있음).

☞ 만성 상인두염을 개선하려면 '입 호흡을 중단'해야 한다.
☞ '입 테이프'나 '아이우베 체조'가 입 호흡 방지에 도움이 된다.

생활을 철저히 개선하면 가벼운 충치는 저절로 낫는다

 목 염증과 떼려야 뗄 수 없는 것이 구강 내 염증입니다. 이 둘은 위치가 가까워 서로 악화시키기 쉬우므로 되도록 동시에 개선해야 합니다.

 구강 내 염증으로는 충치로 인한 염증이나 치은염, 치주염(합쳐서 치주병이라고 함) 등이 있습니다. 이런 염증이 동맥경화나 심장병, 폐렴, 당뇨병 등을 악화한다는 의학 연구와 보고가 많습니다.

 충치와 치주병을 예방하려면 잘 알려진 대로 적절한 양치 등으로 구강 내를 잘 관리하는 것이 기본입니다. 필요에 따라 치간 칫솔 등을 쓰고 치과에 가서 정기적으로 관리와 지도를 받아야 합니다.

 그런데 충치가 생기면 기본적으로 치과에서 치료받아야겠지만 실제로는 생활을 철저히 개선하여 충치를 스스로 치료할 수도 있습니다.

 에나멜로 된 치아 표면 안쪽에는 상아질이 있습니다. 예전에는 신경이 있는 뿌리 부분만 제외하고 치아는 단순히 석회화한 돌 같은 덩어리라고 여겨졌지만, 최근 들어 치아의 상아질에 액체 운송 시스템이 있다는 사실이 밝혀졌습니다. 그 액체는 평소에는 치아 안쪽에서 바깥쪽으로 스며 나옵니다.

그런 식으로 필요한 성분을 치아 전체에 골고루 전달하고 안쪽 구조를 끊임없이 재건하고 있었던 것입니다.

그러나 단맛 음식을 너무 많이 먹어 입속의 PH(물질의 산성과 알칼리성 정도를 나타내는 지표)가 산성이 되거나 스트레스가 쌓이면 액체가 역류합니다. 그때 충치균이 치아 내부에 침입하여 충치를 만듭니다. 예전 생각처럼 외부 요인으로 충치가 생길 뿐만 아니라 내부 요인으로도 생긴다는 것입니다.

나아가 설탕을 완전히 끊고 비타민, 미네랄이 풍부한 알칼리성 식품을 많이 섭취하고 적당히 운동하고 스트레스를 피한다면 가벼운 충치는 내부에서 치료된다는 사실도 증명되었습니다. (단, 표면에 충치가 생겼다면 레이저로 제거하고 충전하는 처치가 필요)

'단맛 음식을 많이 먹으면 충치균이 늘어나 이가 썩는다'라는 단순한 생각과는 달리 사실은 치아 내부에서 충치가 생겼다가 나았다가 하는 것입니다.

이런 치료법을 지도하는 치과 의사는 아직 드뭅니다. 실제로 실시하기는 어려울 수 있지만 '생활 습관이 충치를 만든다'라는 사실을 알아두면 좋을 것입니다.

충치 예방에는 다음 방법이 효과적입니다.

- 단맛 음식을 피한다.
- 입속을 알칼리성으로 유지한다.
- 생채소나 과일을 자주 씹어먹는다.
- 타액 촉진 작용이 있는 매실장아찌, 레몬 등 감귤류를 먹는다.

이뿐만 아니라 앞의 상인두염에서 언급한 입 호흡 중단, 치아 교합 개선도 중요합니다.

☞ 치아 내부에서 충치가 발생하거나 치료된다는 사실이 증명되었다.
☞ 충치를 예방하려면 생채소와 과일을 자주 씹어먹고 매실장아찌, 레몬 등을 섭취한다.

3. 【피부의 만성 염증】

피부의 장벽 기능을 강화하자

 피부는 장(腸), 상인두, 입과 함께 만성 염증의 화근이 되기 쉬운 부분입니다. 피부 만성 염증의 구체적인 예로는 만성 습진이나 아토피성 피부염 등이 있습니다.
 몸의 표면을 뒤덮은 피부는 세균 등 병원체나 유해 물질이 몸에 들어오지 않도록 방어하는 장벽 역할을 합니다. 빛, 습도, 통증 등의 정보를 감지하여 위험을 피하도록 하는 정찰병 역할도 합니다. '랑게르한스 세포(Langerhans細胞)'라는 중요한 면역 세포도 피부에 있습니다.
 피부는 배설 기관이기도 해서 장(腸), 상인두와 구강에 염증이 있으면 피부에도 염증이 생기기 쉽습니다.
 이렇게 피부에 염증이 생기면 장벽 기능이 약해져 이물이 쉽게 들어오므로 염증이 길어지는 동시에 다른 부위의 염증도 악화시키는 악순환이 일어납니다.
 피부는 이처럼 표면의 문제뿐만 아니라 내부의 문제도 잘 반영합니다. 어떤 부위의 피부에 증상이 나타나느냐로 어떤 내장, 어떤 경락(동양 의학에서 말하는 '기(氣)'가 통하는 길)에 문제가 있는지 알 수 있으므로 어떤 부위에 피부염이 생기는지 잘 관찰할 필요가 있습니다.

따라서 피부 염증을 예방하고 개선하려면 '장의 염증'에서 소개한 식사법과 생활법을 실천해야 합니다. 물론 증상이 있는 부위의 국소 관리도 필요합니다.

참고로 피부 표면에는 피부를 지키는 피지막이 있습니다. 피지샘에서 나온 지방과 땀샘에서 나온 땀이 섞여 만들어진 막으로, 각질층의 수분 증발을 방지하는 역할을 합니다.

★**유해 물질의 피부 침투를 방지하는 법**★

- 되도록 계면 활성제가 없는 보디 워시와 샴푸를 손으로 거품을 잘 내서 쓴다. 가능하다면 미온수로 꼼꼼히 씻기만 해도 된다.
- 뜨거운 물은 피지를 없애므로 좋지 않다.
- 나일론 등으로 만든 때밀이 수건으로 강하게 문지르면 피지뿐만 아니라 피부도 상하니 주의한다.
- 이미 습진이나 피부염이 있다면 이물이 침투하기 쉬운 상태이므로 더욱 부드러운 제품으로 부드럽게 씻는다.
- 습진이나 피부염이 있는 사람은 피부가 금세 건조해질 뿐만 아

니라 장벽이 무너져서 몸이 식기도 쉬우니 목욕 후나 세안 후 피부에 잘 맞는 유분 보습제나 상재균을 보호하는 보습제를 발라 장벽 기능을 돕는다.

● 피부에 닿는 속옷이나 생리대 등은 되도록 유기농으로 쓴다. 화학 물질이 있으면 독성이 피부로 침투하기 때문이다. 이런 용품을 유기농으로 바꾸기만 했는데, 몸이 나아졌다는 사람이 적지 않다.

그 외에 화장품, 헤어스타일링 제품도 되도록 유해 성분이 없는 것으로 고릅시다. 또 손을 너무 많이 씻는 것도 만성 염증의 원인이 되니 주의할 필요가 있습니다.

☞ 피부를 씻을 때는 강한 계면 활성제가 포함되지 않은 보디 워시나 비누를 쓴다.
☞ 속옷이나 생리대는 가능한 한 유기농으로 쓴다.

염증에 큰 영향을 미치는 호르몬

염증에 큰 영향을 미치는 호르몬으로 '부신 피질 호르몬'이 있습니다. 이것은 몸속 부신(신장 위에 있는 작은 기관)의 피질에서 분비되며 강력하게 염증을 억제하고 가려움과 통증을 진정시키고 발열을 방지하는 호르몬입니다. 그 외에 당과 지방 대사, 면역에도 관여하는 생명 유지의 요체입니다.

인공적으로 만든 부신 피질 호르몬은 일반적으로 '스테로이드'라고 불리며 먹는 약이나 바르는 약 형태로 염증 완화, 가려움증 완화, 통증 완화, 해열 등에 쓰입니다.

어릴 때부터 아토피성 피부염이나 알레르기성 비염, 천식 등 염증이 있었던 사람은 염증을 억제하는 데 체내의 부신 피질 호르몬을 계속 소모한 탓에 서서히 해당 호르몬이 부족해지게 됩니다. 그러나 그 염증을 치료하려고 스테로이드를 계속 사용하면 부신 피질이 기능 부전을 일으킬 수 있습니다. 외부에서 스테로이드가 공급되니 부신 피질이 계속 기능할 필요가 없다고 인식하기 때문입니다.

어쨌든 이처럼 부신 피질 호르몬의 체내 생산량이 필요량을 밑돌면 강한 피로와 권태감 등을 포함한 '부신 피로 증후군'이 발생합니다.

이것은 일반적으로 스트레스 등으로 부신이 피폐하여 생기는 병으로 알려졌지만 부신 피질 호르몬을 많이 소모한 사람에게도 생기기 쉽습니다.

이 병을 피하려면 지금까지 설명한 방법으로 몸의 염증을 줄여야 합니다.

염증을 억제하려고 스테로이드를 쓰다 보면 역효과를 낳기 쉬우므로 격렬한 증상을 억제해야 하거나 목숨이 위험할 때만 적절히 사용하고 되도록 단기간으로 끝내는 것이 좋습니다. 근본 원인을 개선하며 사용량을 점차 줄여 아예 끊도록 하고 장기적으로는 쓰지 맙시다.

스테로이드를 쓰면 염증이 빨리 잡히는 듯 보이지만, 사실은 면역력을 떨어뜨려 염증을 억제하고 있을 것뿐입니다. 따라서 장기적으로는 염증을 일으키거나 오래 끄는 등 오히려 염증을 악화할 것입니다.

스테로이드는 일시적 조치에는 유용하지만 오래 쓰면 역효과가 난다는 사실을 명심하고 가볍게 쓰지 않도록 합시다. 먹는 약이든 바르는 약이든 똑같습니다. 다만 무턱대고 중단하거나 생략해 버리면 문제가 생길 수 있으므로 원인을 확실히 개선할 때까지 필요에 따라 적절히 사용하면서 서서히 양을 줄여야 합니다.

게다가 호르몬은 서로 네트워크를 이루어 영향을 주고받으므로 갑상샘 호르몬과 성호르몬에 문제가 있으면 다른 곳에도 염증이 생깁니다. 예를 들어 월경 직전이나 갱년기 때가 되면 식사와 생활이 그대로인데도 이가 쑤시거나 뱃속에 곰팡이가 늘어나거나 관절통이 생기거나 심리적으로 위축되는 등의 증상이 나타납니다. 호르몬 네트워크가 작동한다는 증거입니다.

하나의 호르몬 균형이 무너지면 호르몬계 전체가 혼란해져 전혀 관계없어 보이는 증상이 나타나기도 합니다. 그러므로 호르몬 제제의 과다 사용 등으로 호르몬의 균형을 깨뜨리지 않도록 주의해야 합니다.

> ☞ 스테로이드를 장기적으로 쓰면 부신 피질의 기능이 약해진다.
> ☞ 호르몬 하나에 문제가 생기면 호르몬계 전체의 균형이 깨진다.

4. 【근골격계 염증】

근력 저하 및 골격의 뒤틀림이 미치는 영향

나이를 먹으면 지방보다 근육이 더 줄어듭니다. 단순히 운동이 부족해서가 아니라 나이를 먹어 염증이 많아지고 심각해져서 근육이 줄어드는 것입니다. 이처럼 노화로 근력이 떨어지는 증상을 '근감소증'이라 합니다.

한편, 근육이 감소하는 동시에 내장과 정신 기능 등 심신 기능이 취약해지는 현상을 '노쇠'라 합니다. 근감소증과 노쇠는 염증성 질환 대부분 원리와도 관계가 있습니다.

예를 들어, 첫머리에 썼듯이 골다공증은 운동 부족으로 중력 부하가 줄어들어서 생기기도 하지만 만성 염증 때문에도 생깁니다.

이렇게 근육이 줄고 균형 감각이 없어져 잘 넘어지고 골절의 위험도 커지면 누워 지내게 되고 운동을 못해 근육이 더욱 줄어듭니다. 그래서 뇌도 자극을 덜 받게 되어 인지 기능이 떨어지거나 감염증을 일으키기 쉬워집니다.

근육은 혈당을 안정시키고 염증을 억제하고 근육을 크게 수축시키며 뼈를 튼튼하게 만드는 호르몬인 마이오카인을 분비하기도 합니다. 다만 노화로 근육의 질이 떨어지면 오히려 근육을 섬유화(딱딱해짐)하는 마이오카인을 분비할 수 있습니다. 그러므로 적당한 운동으로 질 좋은 근육을 유지하는 것이 중요

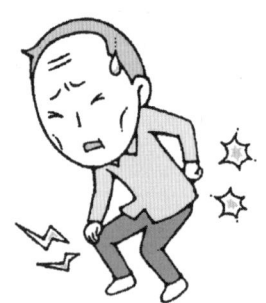

합니다.

그런데 나이 때문만이 아니라 격렬한 스포츠 때문에 염증이 발생하기도 합니다.

프로 스포츠 선수들이 경기 직후 몸을 식히거나 얼음 욕조에 들어가는 것도 염증을 억제하기 위해서입니다. 이렇게 관리하지 않고 훈련만 계속하면 염증이 만성화되어 빈혈이나 장 누수를 일으킬 수 있습니다.

그뿐만 아니라 오래된 상처, 몸의 뒤틀림, 무리한 자세 탓에 특정 부위에 과도한 부하가 걸리거나 격렬한 운동으로 저산소 상태가 이어지면 그 부위에서 내인성(원인이 몸속에 있음) 염증 물질이 생성되어 전신 염증을 일으킬 수 있습니다. 그래서 무지 외반증, 소지 내반증, 평발 등 발의 변형, 측만증(側彎症)과 거북목, 치아 교합 불량 등으로 인한 몸의 뒤틀림, 골반 뒤틀림, 변형성 관절염 등도 국소 염증이나 통증과 함께 전신 염증을 유발할 수 있습니다.

☞ 근육은 노화에 따라 기능이 저하할 뿐만 아니라 내부의 항염증 물질도 줄어들므로 만성 염증이 발생하기 쉽다.
☞ 격렬한 운동으로 인한 저산소 상태가 이어지면 내인성 염증 물질이 생성된다.

마사지, 침구 치료의 효과

목이나 등뼈 주변에는 자율 신경이 있습니다. 그래서 몸통의 근력이 떨어지거나 측만증이 있거나 무리한 자세로 오래 있으면 자율 신경에 문제가 생깁니다. 면역계나 그 자율 신경이 주관하는 내장이 문제를 일으키고 염증이 오래가는 것입니다. 지나친 운동이 염증의 원인이 되듯 운동 부족, 장시간 앉아 있는 생활도 염증을 일으키기 쉽다는 보고가 있습니다.

이처럼 근골격도 염증에 큰 영향을 미칩니다. 그래서 적당한 운동이 중요합니다.

직업 때문에 오래 앉아 있어야 하거나 집에서 잘 움직이지 않는 사람은 일부러라도 한 번씩 일어서 있거나 걸어다니는 게 좋습니다.

오래된 상처나 몸의 뒤틀림에는 혈류를 촉진하는 마사지나 산소 캡슐 치료가 효과적입니다.

발이 변형되었거나 평발인 사람은 신경 써서 신발을 똑바로 신거나 깔창을 잘 고르는 것이 도움이 됩니다.

통증이나 뒤틀림을 개선하려고 침을 맞는 사람이 많은데, 침 치료에도 염증을 억제하는 효과가 있다는 사실이 밝혀졌습니다.

앞서 체내에 염증을 일으키는 '게이트웨이 반사'(47페이지 참조)를 언급했는데, 침 등으로 신경 회로에 자극을 주어 열린 게이트를 닫을 수도 있다고 합니다. 침이나 미미한 전기 자극으로 게이트를 닫아 작은 염증을 예방할 수 있다는 것입니다.

침 등의 자극은 전신의 신경으로 퍼지고 미주 신경핵(미주 신경의 접속부, 요소)에 도달했다가 각 장기로 전달됩니다. 그리고 부교감 신경의 70~80%를 차지하는 이 미주 신경이 염증을 억제한다는 보고가 있습니다.

미주 신경으로부터 자극을 전달받은 부신이 도파민을 전신의 혈관으로 보내고 뇌에 도달한 도파민이 의욕과 행복을 느끼게 하며 면역 세포에 결합한 도파민이 염증 물질의 방출을 중단시켜 과도한 염증을 막는 식입니다.

실제로 전기 자극 장치 등으로 귓바퀴의 미주 신경을 자극하면(경피적 미주 신경 자극) 비장이 신경 전달 물질을 방출한다고 합니다.

이처럼 신경 자극으로 신체 기능을 조절하는 치료법을 '뉴로 모듈레이션'이라 합니다. 보고에 따르면 족삼리(足三里)라는 혈을 자극하면 염증이 억제되며 조직이 회복된다고 합니다. 우울증에도 침구 치료가 효과를 발휘한다는 보고가 있습니다.

그 외에 통증을 느끼는 뇌의 구조를 침구로 개선할 수 있다는 사실도 판명되었습니다. 만성 통증이 뇌에 이변을 일으킨 탓에 과도한 통증을 느끼는 환자에게 4주간 침을 놓아 뇌의 통증 억제 중추인 PAG(Periaqueductal Gray : 중간뇌에 있으며 통증 신호 처리, 공포 및 불안에 대한 반응을 주관)를 변화시킨 결과 뇌의 통증 조절 기능이 개선되었다고 보고된 것입니다. 이런 연구가 세계 각지에서 이루어지고 있습니다.

이외에도 미주 신경을 자극하여 염증을 억제하는 방법이 다양하게 보고되었으며 비슷한 보고가 최근 들어 계속 늘고 있습니다. 이에 관해서는 뒤에 더 자세히 설명하겠습니다.

☞ 운동 부족, 오래 앉아 있는 생활 등 '만성 염증'의 원인이 된다.
☞ 침구나 한의학 등을 잘 활용하면서 마음과 신체의 연결에 주목하자.

5.【뇌 염증】

각 부위의 염증이 심해지면
뇌에도 염증이 생긴다

 지금까지 염증이 잘 생기는 부위에 관해 이야기했는데, 각 부위의 염증이 오래가거나 심해지면 뇌에도 염증이 퍼집니다.

 염증이 장(腸)이나 목, 피부에 머무는 동안에는 일찌감치 해당 부위의 염증을 개선하면 비교적 쉽게 문제를 해결할 수 있습니다. 그러나 뇌에까지 염증이 퍼지면 개선하는 데 몇 년이 걸립니다. 게다가 몸의 염증은 대부분 환자가 스스로 노력하여 대처할 수 있지만, 뇌의 염증은 간단한 생활 개선으로는 대처할 수 없으므로 전문가의 개입이 필요합니다.

 따라서 몸에 염증이 생겼을 때 일찌감치 조치하는 것이 최선입니다.

 뇌에 염증이 생겼다면 몸이 불편하기는 한데 어떨 때 불편이 발생하는지도, 원인이 무엇인지도 알 수 없을 것입니다. 어쩌면 불편이 끊임없이 계속되어 몸져눕게 될 수도

■뇌 염증의 정도

경도	중간	중증
● 브레인 포그 ● 머리 회전이 둔함 ● 집중력이 금세 바닥나고 어려운 일에 대처할 수 없음 ● 화학 물질이나 냄새 등을 접한 후 머리가 멍해지거나 두통이 생김 ● 특정 음식을 섭취하면 뇌가 피로해짐	● 우울, 불안 ● 집중할 수 없음 ● 만성 피로 ● 의욕 없음 ● 항상 졸림 ● 많이(8시간 이상) 자도 잠이 부족함 ● 식욕 없음 ● 활동적으로 움직일 수 없음 ● 기억력이 매우 저하되었음	● 섬망 ● 본인의 상태를 파악할 수 없음 ● 인지 장애, 인격 변화 ● 행동 변화 ● 뇌전증 ● 발화 곤란 ● 제어할 수 없는 떨림(손, 머리 등)

있습니다.

다시 말해 '비 오는 날, 단맛 음식이나 밀가루 음식을 먹은 날은 한동안 몸이 안 좋지만 조금 지나면 괜찮아진다' 또는 '스트레스를 받거나 육체노동을 하고 나면 몸 상태가 나빠진다'라는 사람은 아직 염증이 국소에 머물러 있는 상태라고 할 수 있습니다.

한편, 일정한 규칙성 없이 문제가 갑자기 발생하거나 문제가 쭉 이어진다면 염증이 뇌까지 퍼진 상태입니다.

단, EAT(상인두 찰과 요법, 73페이지 참조)를 실시하거나 특정 식품을 배제한 뒤 증상이 빨리 개선되었다면 뇌에 미치는 영향이 아직 크지 않다고 판단할 수 있습니다.

그러면 이제 몸의 염증과 뇌의 염증이 어떻게 관계되어 있는지, 뇌의 염증이 사람에게 어떤 피해를 주는지 설명하겠습니다.

☞ 뇌에까지 염증이 파급되면 개선에 몇 년의 시간이 걸린다.
☞ 불편이 언제 발생하는지 모르거나 불편이 항상 있다면 뇌에 염증이 퍼진 것이다.

리키 브레인 이외에도 뇌에 염증이 발생한다

리키 브레인(Leaky Brain : 뇌 누수 증후군)은 뇌 염증의 큰 원인이지만, 최근 그 이외에도 뇌 염증이 일어나는 몇 가지 메커니즘이 있다는 사실이 밝혀졌습니다.

예전에는 뇌에 림프관이 없다고 생각했지만, 최근 밝혀진 바로는 뇌에도 림프관이 있어 노폐물을 배설하거나 면역 세포가 왕래한다고 합니다(93페이지 참조). 따라서 혈액 뇌 관문이 무너지지 않아도 염증성 물질이 림프관을 통해 뇌에 침입할 수 있습니다.

뇌의 뇌실(腦室)에 있는 모세 혈관 덩어리 같은 기관(맥락총)도 염증 물질의 입구가 될 수 있습니다. 이 기관은 자율 신경의 총사령관인 시상하부(視床下部)와 가까우므로 자율 신경에도 큰 영향을 미칩니다.

자율 신경은 교감 신경과 부교감 신경으로 구성되는데 (94페이지 참조) 이중 부교감 신경 대부분을 차지하는 것이 미주 신경입니다. 그리고 이 미주 신경도 몇 종류로 나뉩니다.

앞서 말한 대로 미주 신경을 자극하면 염증을 억제할 수 있습니다. 또 미주 신경은 뇌와 몸을 중개하는 신경으로

제3장 의심해야 할 만성 염증의 요인과 대처법

■림프 조직에 관한 인

2015년 이전
림프 조직에 관한 인식

2015년 이후
림프 조직에 관한 인식

측뇌실(側腦室)　　　　　　　　　　　맥락총(脈絡叢)

제3뇌실　　　　　　　　　　　　　　소뇌

■교감 신경과 부교감 신경의 작용

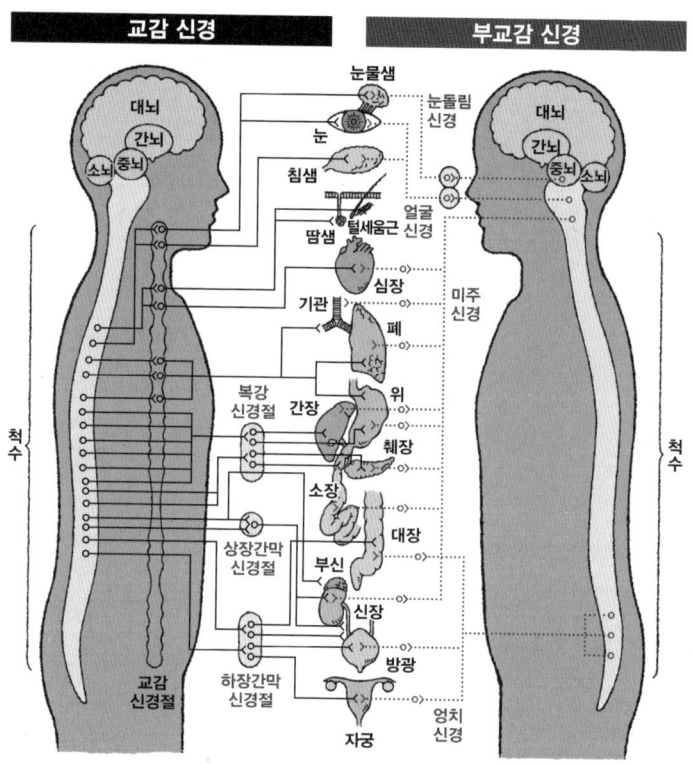

뇌의 지령을 내장에 전하는 한편 내장 등 장기의 신호를 뇌로 전합니다.

그래서 장내 환경이 나빠졌다는 정보가 이 경로로도 뇌에 전달됩니다. 염증을 일으키는 정보가 신경 신호로도 뇌에 전달되는 것입니다.

이런 사실이 속속 밝혀지면서 장(腸) 등 말초의 염증이 뇌에 다양한 증상을 일으킬 가능성이 제기되고 있습니다.

실제로 인플루엔자가 뇌 증상을 일으키거나 환각을 유발한다는 것은 잘 알려진 사실입니다. 감염증이 신경 염증을 일으킨 것인데, 최근에는 그런 급성 염증뿐만 아니라 만성 염증도 신경에 영향을 미쳐 비정상적인 행동이나 환각, 게다가 '의욕 상실' '식욕 상실' 등의 신경 증상을 일으킨다고 밝혀졌습니다.

감기나 폐렴이 알츠하이머병, 다발성 경화증(뇌 또는 척수 시신경 여기저기에 병소가 생겨 통증이나 감각 이상을 일으키는 병), 루게릭병(ALS=근육을 움직이는 신경의 장애로 점점 근육이 움직이지 않게 되는 병)과 각종 정신 증상을 악화한다는 사실은 예전부터 잘 알려져 있었습니다.

그 원리는 밝혀지지 않았지만, 최근 들어 이 책에서 언급한 대로 몸의 염증이 뇌에 영향을 미쳤기 때문이라는 의견에 힘이 실리기 시작했습니다.

몸 어딘가에 만성 염증이 있으면 이런 뇌 증상, 질환이 생길 위험이 커집니다. 동시에 뇌 염증이 몸의 병을 초래할 수도 있습니다. 뇌와 몸이 '쌍방향'이라는 것을 알아둡시다.

특히 나이를 먹을수록 뇌세포가 염증을 일으킬 위험이 커지므로 고령자라면 똑같은 염증도 뇌에 다양한 문제를 유발할 수 있습니다. '사소한 불편'이라고 생각했던 염증이 뇌에 중대한 병을 일으킬 수 있다는 것입니다.

☞ 뇌에도 림프관이 있어 노폐물을 배설하거나 면역 세포가 왕래한다.
☞ 장의 문제가 뇌에 영향을 미치고, 반대로 뇌의 염증이 몸에 병을 초래한다.

체내에서도 생성되는 '프라이온'이 뇌에 염증을 일으킨다

뇌의 염증에 관한 이야깃거리가 또 하나 있습니다.

이전에 광우병과 관련하여 화제가 되었던 '프라이온'이라는 물질입니다. 이 이름이 귀에 익은 사람도 많을 것입니다.

프라이온은 특수한 단백질로 바이러스나 세균 같은 병원성 미생물이 아닌데도 병원성 미생물처럼 전파됩니다. 그래서 소의 뇌를 변성시켜 죽음에 이르게 하는 광우병 등을 일으킵니다.

광우병은 1980년대에 발견된 소의 병으로 정식 명칭은 소(우)해면상뇌병증(牛海綿狀腦病症, bovine spongiform encephalopathy, BSE)입니다. 뇌 조직에 해면(스펀지)처럼 구멍이 생긴다고 해서 붙은 이름입니다.

그 후 광우병에 걸린 소의 고기를 먹으면 인간에게도 같은 병이 생길 수 있다는 이야기가 널리 퍼져 전 세계를 공포에 빠뜨리기도 했습니다.

인간의 병인 '크로이츠펠트 야콥병'도 프라이온이 일으킨다고 알려져 있습니다. 이 병에 걸리면 치매가 급격하게 진행됩니다. 타인의 뇌 경막을 이식받은 환자가 오염된 이식 재료에 감염되어 이 병에 걸린 사례가 전 세계에 존재합니다.

이 광우병과 크로이츠펠트 야콥병 등을 '전달성 해면상

뇌증' 혹은 '프라이온병'이라 총칭합니다.

이런 병을 일으키는 프라이온은 동물끼리, 동물에게서 사람으로, 사람에게서 사람으로 전파된다고 알려져 있었지만, 최근 들어 우리 체내에서도 생성된다는 사실이 밝혀졌습니다. 심지어 프라이온 같은 이상 단백질이 생성되면 주위의 정상적인 단백질까지 이상해지는 현상이 확인되었습니다.

사실은 알츠하이머병, 파킨슨병, 루게릭병 등도 이와 원리가 비슷하여 아밀로이드 혹은 루이 소체라는 이상 단백질의 응집체가 축적되어 발병한다고 합니다.

이 프라이온병 등도 염증과 관련이 깊습니다. 이상 단백질이 축적되면 뇌에 염증을 일으키고 뇌를 변성시키기 때문입니다.

단백질은 아미노산이라는 원재료가 입체 구조를 형성해야 비로소 단백질로 기능할 수 있습니다. 그런데 입체 구조를 형성하며 접히거나 구부러지는 과정에서 오류가 생기면 이상 단백질이 생성됩니다. 다시 말해 누구나 갖고 있는 단백질 구조의 사소한 형태 이상이 병을 일으키는 것입니다.

농약, 수은, 대기 오염, 앞서 언급한 장(腸) 상태의 악화, 소화할 수 없는 음식의 축적, 그 원인이 되는 과식 등이 단백질 변성을 일으킨다고 합니다. 따라서 피할 수 없다고 여겨지는 알츠하이머병 등 난치병도 식사법과 생활 개선으로 발병률을 낮출 수 있습니다.

몸의 작은 불편을 적극적으로 예방하고 개선하면 결국 큰 병을 막을 수 있습니다.

☞ 프라이온병 등 뇌 질환에도 염증이 관계되어 있다.
☞ 평소의 식사법과 생활 개선으로 난치성 뇌 질환의 발병 확률을 낮출 수 있다.

전자파와 만성 염증의 관계

현대인의 필수품인 PC와 스마트폰 등 전자 기기가 내뿜는 전자파에 관해 잠시 이야기하려 합니다.

서구에는 이미 30년쯤 전부터 '디지털 독'으로 불리는 전자파가 백혈병이나 뇌종양을 유발한다는 문제의식이 있었습니다.

디지털 독은 눈과 뇌, 피부 등을 통해 인체를 계속 과도하게 자극합니다.

뇌세포는 주로 신경 세포와 교세포(膠細胞)로 구성됩니다(대략 1:9 비율). 예전에는 둘 중 신경 세포가 더 중요하다고 여겼지만, 최근 들어 교세포도 다양한 역할을 담당한다는 사실이 밝혀졌습니다. 그중 하나가 면역과 염증에 관여하는 것입니다.

그런데 체내의 염증 물질이 혈액 등을 통해 이 교세포에 염증을 일으킵니다. 그 염증이 뇌내 만성 염증이 되어 신경 증상(우울, 불안, 과잉 행동, 집중력 저하, 자폐증, 알츠하이머병)이나 신체 증상(만성 피로, 자율 신경 관련 증상, 파킨슨병, 다발성 경화증, 만성 통증)을 일으킨다고 합니다.

디지털 독이 체내에 염증 물질을 늘린다는 것은 이미 밝혀진 사실입니다. 세포가 분비하는 사이토카인이라는 염증 물질과 디지털 독의 관련성도 지적되고 있습니다.

앞서 말했듯 뇌에는 유해 물질을 막는 혈류 뇌 관문이 있지만, 디지털 독이 만들어 낸 활성 산소(=프리 라디칼)나 염증으로 관문이 무너지고 이런저런 물질이 뇌에 들어가면 뇌에 염증이 퍼지고 이상한 물질이 침착과 반응을 일으킵니다.

■디지털 독이 초래하는 증상과 질환

디지털 독과 관련된 문제	두통, 어깨 결림, 이명, 어지럼증, 피부 증상(가려움, 따끔거림, 습진), 불면, 감정 기복, 눈 피로, 관절통, 코피, 근력 및 기억력 저하, 만성 피로, 자율 신경 교란, 척추 및 골반 뒤틀림, 목 통증 등
디지털 독과 관련된 질환	호르몬 질환, 신경 질환, 조기 알츠하이머병, 자폐증, ADHD, 암(특히 흑색종, 뇌종양, 백혈병), 심장병, 월경 불순, 불임증, 부정맥, 뇌전증, 백내장, 난청, 측만증, 빈혈, 신부전증, 알레르기, 자가 면역 질환, 파킨슨병, 탈모, 비만 등

만성 난치 증상을 유발하는 뇌의 만성 염증은 스트레스가 원인으로 알려져 있습니다. 하지만 블루라이트, 소음 등 과도한 빛과 소리 자극 역시 염증 물질인 활성 산소와 염증성 사이토카인을 발생시켜 뇌에 만성 염증을 일으키는 원인이 됩니다.

☞ 전자파는 뇌, 눈, 피부 등을 통해 인체를 계속 과도하게 자극한다.
☞ 디지털 독에 노출되면 염증 물질이 혈액을 타고 뇌에 도달하여 만성 염증을 일으키고 난치성 증상을 유발한다.

블루라이트가 뇌에 미치는 영향

요즘은 전자파까지는 아니더라도 블루라이트 정도는 의식적으로 줄이려는 사람이 많을 것입니다.

블루라이트는 자외선에 포함된 낮의 빛으로 우리 눈에 들어와 시상에 도달한 후 송과체의 멜라토닌 분비를 억제합니다.

멜라토닌은 송과체가 세로토닌으로 합성하는 호르몬입니다. 햇빛을 받았을 때 분비되는 호르몬인 세로토닌은 밤이 되면 멜라토닌으로 바뀌어 수면을 촉진합니다. 따라서 밤에 푹 자려면 낮의 세로토닌과 밤의 멜라토닌이 선순환 해야 합니다.

그러나 종일 스마트폰이나 PC, TV, LED의 빛에 노출 되어 있으면 몸이 밤에도 낮의 빛이 비친다고 착각하므로 생체 리듬이 무너집니다.

즉 저녁에 늘어야 할 멜라토닌이 늘지 않아서 잠을 이룰 수 없는 것입니다. 수면은 인간에게 매우 중요하므로 제대 로 자지 못하면 몸에 이상이 생깁니다.

블루라이트는 눈에서 활성 산소(프리 라디칼)를 생성하 여 시력 저하와 눈 피로를 유발합니다. 그리고 눈은 뇌와 밀접한 관련이 있으므로 눈의 이상은 어깨 결림, 두통, 집 중력 결여 등으로 이어집니다.

또 멜라토닌은 강력한 항산화 작용으로 디지털 독에서 우리 몸을 지키는 역할도 하는데 블루라이트가 그 분비를 억제하므로 악순환이 일어납니다.

멜라토닌을 생성하는 세로토닌은 '행복 호르몬'으로 불 리는 만큼 식욕이나 대사, 우울증과도 깊은 관련이 있습니 다. 그런데 멜라토닌 분비량이 줄어들면 이 세로토닌 분비 량도 줄어들어 우울증이 생길 수 있습니다. 우울증은 심각해지면 자살의 잠재적 원인이 됩니다. 특히 젊은 층의 자살에 멜라토닌 부족이 큰 영향을 미친다는 연구 결과 및 보고가 있습니다.

하지만 블루라이트는 피부 치료에 유용하게 쓰입니다. 따라서 블루라이트가 인체에 무조건 나쁜 영향을 미친다고 말하려는 것은 아닙니다. 다만 야간에 스마트폰, 태블릿, TV, 게임, 학습용 LED 램프 등의 블루라이트를 가까이에서 접하지 말아야 합니다.

전자파 공해에 찌든 지금의 세계에서는 이미 많은 국가가 국민의 건강을 지키기 위한 전자파 대책을 펼치고 있습니다. 더 자세히 알고 싶다면 졸저 《스마트폰 사회가 낳은 유해 전자파 디지털 독》을 참고하세요.

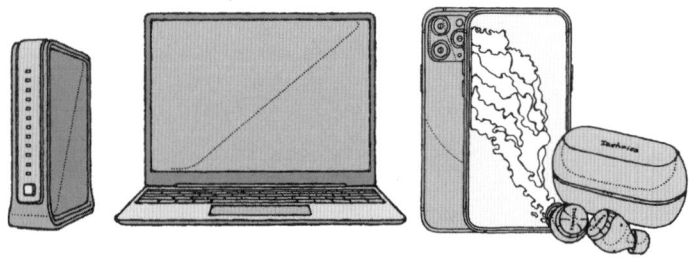

☞ 블루라이트는 자외선에 포함된 낮의 빛이므로 멜라토닌 분비를 억제한다.
☞ 밤낮으로 블루라이트를 쪼이면 자극이 눈에서 뇌로 전달되어 낮의 세로토닌과 밤의 멜라토닌 분비가 계속 줄어드는 악순환이 시작되고 결국 다양한 질환이 발생한다.

뇌의 염증에 대처하기는 그리 쉽지 않습니다.

그러려면 지금까지 소개한 부위별 대책과 다음 장에서 소개할 접근법 등을 장기간에 걸쳐 차근차근, 어쩌면 몇 년 동안 실천해야 합니다. 다시 말해 주거 환경(디지털 독, 곰팡이 독, 화학 물질)을 개선하고 염증을 일으키기 쉬운 음식을 되도록 섭취하지 않고 업무 스트레스도 줄이고 심하면 장기 휴가까지 각오해야 합니다.

다음 장에서는 일상생활에서 실천할 수 있는 수면 개선 등 구체적인 접근법을 살펴보겠습니다.

제4장

만성 염증의 주요 원인과 접근법

【영양 장애】

우리 몸속에는 생체 활동에 필수적인 효소가 약 2만 종 있다

이번 장에서는 염증을 일으키는 원인이자 결과가 될 수 있는 요인들과 그 대책을 설명하겠습니다.

첫 번째 요인은 '영양 장애'입니다. 그런데 이렇게 말하면 "이 시대에도 영양 장애가 있어?"라고 의아해하는 사람이 있을 것입니다.

지금도 일부 빈국에 영양 장애 환자가 많고 우리나라에도 빈곤으로 영양 장애를 겪는 사람이 있지만, 지금은 그게 아니라 염증의 원인이 되는 영양 장애에 관해 이야기할 것입니다.

이런 영양 장애는 염증성 물질 때문에 효소가 부족해져서 영양소 처리 능력이 저하되었을 때 발생합니다. 체내에서 어떤 물질을 다른 형태로 바꾸거나 늘리려면 효소가 필요하기 때문입니다. 그리고 효소의 작용을 돕는 비타민과 미네랄이 부족할 때도 영양 장애가 발생합니다.

효소는 아미노산 21종의 조합으로 구성된 단백질로 둘

■ 효소의 종류별 주요 작용

분류		기관	효소의 종류	생성물
체내효소	소화효소	입	침 속의 아밀라아제	전분 →맥아당
		위	위액 속의 펩신	단백질 →폴리펩타이드
		췌장	췌액 속의 리파아제	지방 →지방산, 글리세린
		장	장액 속의 수크라아제	설탕 →포도당, 과당
			장액 속의 펩티다아제	펩타이드 →아미노산
	대사효소		주요 작용	
		신진대사 촉진	흡수한 영양을 체내의 세포로 보내 효과적으로 작용하도록 함	
		유해 물질 제거	독소를 땀이나 소변 등으로 배출	
		자가 치유력 향상	림프액, 혈액 속의 백혈구 작용 촉진	
식품효소			주요 작용	
		날음식	신선한 채소, 과일, 고기, 생선 등에 들어 있으며 소화, 흡수를 도움	
		효소 식품	된장, 청국장, 절임 등 발효 식품에 들어 있으며 소화, 흡수를 도움	

러싸여 있고 그 안에는 활성의 중심이 되는 구멍이 있습니다. 이 구멍에서 물질을 인식하여 분해나 합성 등 화학 반응을 일으킵니다.

우리 몸에서는 정상적인 생체 활동에 필수적인 효소가 다양하게 쓰이고 있습니다. 식품의 성분을 몸의 에너지로 이용할 수 있는 아미노산, 지방산 등으로 바꾸려면 효소가 필요합니다. 그러므로 효소가 부족하거나 효소의 활성도가 떨어지면 아무리 많이 먹어도 몸에 필요한 물질, 다양한 효과를 내는 물질을 분해하지 못하며 분해하더라도 제대로 흡수하지 못하는 사태가 발생합니다.

효소는 음식을 분해하여 소화, 흡수하는 데 필요한 '소화 효소'와 몸의 신진대사(새로운 것이 만들어지고 낡은 것이 처리됨)에 필요한 '대사 효소'로 나뉩니다.

이 소화 효소는 몸 이곳저곳에 존재합니다.

예를 들어 입속의 침에는 탄수화물을 잘게 분해하는 '아밀라아제'가 있습니다. 그리고 위(胃)는 단백질의 형태를 바꾸어 소화하기 쉽게 만드는 효소를 분비하고 췌장은 단백질, 전분, 지방을 분해하는 효소를 분비합니다.

한편, 대사 효소는 몸의 신진대사를 높이고 체온을 올릴 때, 활동성을 더할 때, 쌓인 찌꺼기를 회수할 때, 염증을 진정시킬 때 필요합니다. 또한 몸속의 유해 물질 등을 배출하기 쉬운 형태로 바꾸거나 분해하여 해독하는 역할도 합니다.

> ☞ 정상적인 생체 활동에는 효소가 꼭 필요하다.
> ☞ 음식을 분해하는 '소화 효소'와 몸의 신진대사를 높이는 '대사 효소'가 있다.

현대의 식생활이 효소 낭비를 부추긴다

현대인의 식단에서는 가공식품과 가열 식품의 비중이 매우 높습니다. 식품은 기본적으로 가공하거나 가열할수록 소화하기 어려워지므로 현대인은 소화 효소를 낭비하기 쉽습니다.

그리고 현대인은 일반적으로 첨가물이나 농약 등 화학 물질을 많이 섭취하는 데다가 유전자 변형 식품, 소화 안 되는 단백질이 들어 있는 밀가루 제품, 유제품도 자주 섭취합니다. 그래서 소화 효소를 더 많이 소비합니다. 그뿐만 아니라 일상에서 전자파, 화학 물질 등 다양한 유해 물질을 접하므로 그 해독에도 효소를 많이 소비합니다.

한편, 효소가 기능하려면 각종 비타민, 미네랄이 필요합니다.

비타민은 대부분 효소와 결합하여 효소의 기능을 활성화하는 '보효소(補酵素)'로, 미네랄은 대부분 효소 안으로 들어가 효소의 일부가 되는 '보인자(補因子)'로 작용합니다. 따라서 비타민, 미네랄을 충분히 섭취하지 않으면 효소도 제대로 기능하지 않습니다.

그러나 현대의 식품은 미생물, 비타민, 미네랄이 줄어든 토양에서 생산된 데다가 대개 긴 유통 경로를 거쳐 소비자의 밥상에 오르므로 그 과정에서 비타민, 미네랄이 더

■소화 효소와 대사 효소

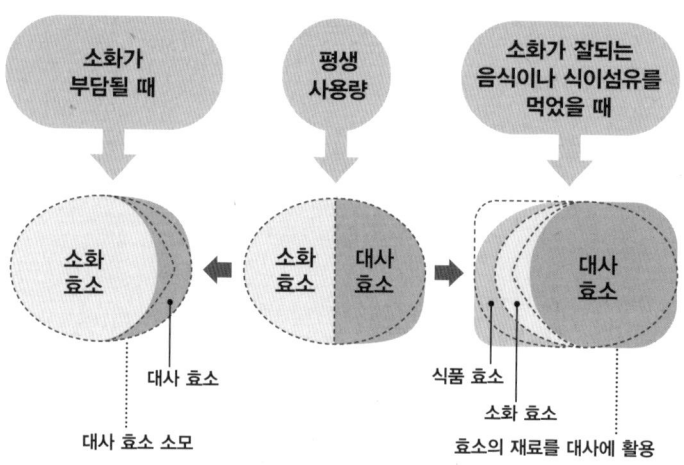

줄어든 상태입니다. 따라서 현대인은 영양을 골고루 충분하게 섭취하기 어렵습니다.

게다가 현대 사회에는 스트레스가 많습니다. 일이나 인간관계 스트레스 등 정신적 스트레스뿐만 아니라 스마트폰, PC 사용으로 발생하는 몸의 부담도 만만치 않습니다. 스마트폰이나 PC 화면은 블루라이트를 방출하여 눈을 자극하는 동시에 몸에 스트레스를 줍니다. 가정의 조명과 TV에서도 블루라이트가 나오므로 우리는 하루의 절반 이상을 빛 스트레스에 노출된 상태로 보내고 있습니다.

스트레스에 대항하여 몸을 방어하는 기능에도 대사 효소가 필수적입니다. 그래서 끊임없는 스트레스는 효소와 비타민, 미네랄을 소모하는 큰 요인이 됩니다.

현대 사회는 이처럼 효소를 소모하는 요인으로 가득하므로 효소가 부족하여 몸에 이런저런 이상이 생기는 사람이 적지 않습니다.

☞ 현대인은 효소의 작용에 필요한 비타민, 미네랄을 충분히 섭취하지 못한다.
☞ 몸이 스트레스를 받으면 대사 효소가 소모된다.

소화가 잘되는 식품, 식재료 자체를 섭취하자

이처럼 식재료(고기, 생선, 밥, 채소, 기름)로 영양을 충분히 소화, 흡수하지 못하면 영양 장애가 발생합니다. 따라서 과도한 다이어트나 과자, 라면 등 가공식품의 과식 등 명확히 영양 장애를 일으키는 요인을 최소화하는 동시에 소화, 흡수에 필요한 소화 효소, 효소의 작용을 돕는 비타민, 미네랄 등을 활성화하는 체내 환경(예: 위산과 담즙의 분비)을 마련해야 합니다.

효소를 절약하기 위해 제일 먼저 해야 할 일은 소화가 잘되는 음식을 먹는 것입니다. 그러니 우선 첨가물과 농약으로 뒤덮인 가공식품을 피하고 식재료 자체로 된 음식을 섭취합시다.

식재료 자체로 된 음식, 소화가 잘되는 식품이란 '식재료 자체에 효소를 포함하고 있어 소화를 돕는 식품'을 말합니다.

효소는 모든 천연 식재료에 기본적으로 포함되어 있습니다. 그러나 열에 약해 대략 60도 이상으로 가열했을 때 활성을 잃어버립니다. 따라서 가열하지 않은 식품을 많이 먹어야 합니다. 그래야 소화도 잘되고 식품 속의 효소를 활용하여 체내 효소도 절약할 수 있습니다.

단, 날것으로 먹으려면 기생충 감염 등의 위험이 있는 육류는 적합하지 않습니다. 매일 초밥을 먹기도 어려우니 아무래도 생채소나 과일을 많이 먹는 게 무난할 것입니다.

생채소와 과일에는 식재료 자체에 식물 효소가 포함되어 있습니다. 이런 식품을 많이 먹으면 사람의 체내 소화 효소를 절약하고 절약된 만큼을 대사 효소로 돌려쓸 수 있습니다.

또 효소는 세포 속에 있으므로 쉽게 무너지지 않는 세포막으로 둘러싸여 있습니다. 이 세포막 밖으로 효소나 영양소를 꺼내 섭취하는 것이 이상적이겠지만 저작(씹기)만으로 세포막 성분을 전부 으깨기는 어렵습니다. 따라서 생

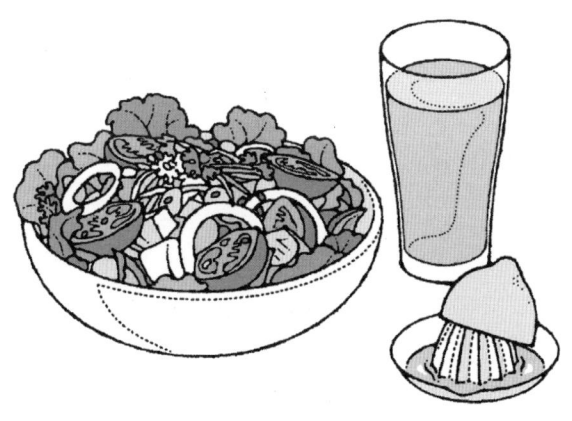

채소나 과일을 갈거나 즙을 짜 세포막을 으깨면 효소를 더 효율적으로 섭취할 수 있습니다.

채소나 과일에는 식이섬유도 풍부합니다. 식이섬유는 혈당치를 급격하게 올리지 않고 장(腸)을 청소해 주며 장내 세균의 먹이까지 되는 이상적인 식품입니다. 장내 세균이 비타민을 합성하고 미네랄이 쉽게 흡수되도록 하므로 식이섬유를 섭취하면 비타민, 미네랄을 보충하는 데 도움이 될 것입니다.

그러므로 평소 식단에 신선한 생채소, 과일 스무디나 주스를 도입하면 효소를 절약하면서 비타민, 미네랄, 식이섬유도 섭취하여 영양 부족을 예방할 수 있습니다. 다만 채소와 과일은 그 식재료 자체를 소화할 만큼만 효소를 포함하고 있어서 체내 효소를 보충하는 효과는 없습니다. 어디까지나 효소를 절약하는 효과만 있습니다.

즉 소위 '효소 식품' 등으로도 몸의 효소는 보충할 수 없다는 것입니다. 그러므로 평소의 식사나 생활 습관이 가장 중요합니다.

지금까지 언급한 생채소나 과일 외에 된장, 청국장, 장아찌, 절임 등 발효 식품, 냉채와 무침에도 식품 자체의 소화를 돕는 식품 효소가 들어 있습니다. 더불어 고기, 생선 등 단백질과 밥, 빵, 면 등 탄수화물, 지질이 많은 음식도 조리법을 잘 궁리하면 소화, 흡수가 쉬워져 건강에 더 도움이 될 것입니다.

> ☞ 생채소, 과일 스무디, 절임을 먹으면 효소를 절약할 수 있다.
> ☞ 비타민, 미네랄, 식이섬유를 섭취할 수 있다.

조리법은 생식, 찌기, 삶기, 굽기

일반적인 '소화 잘되는 식단'에 관해서는 '장의 만성 염증'을 참고하면 됩니다.

조리법은 기본적으로 '생식, 찌기, 삶기, 굽기' 정도가 소화에 좋습니다. 당연히 생식 이외에는 효소가 파괴되겠지만 튀겼을 때보다는 찌거나 삶았을 때 단백질 변성이 적어서 효소 소모량이 줄어듭니다. 그만큼 소화가 잘되어 효소를 절약할 수 있습니다.

단백질은 가열할수록 열변성으로 구조가 복잡해져서 그 구조를 푸는 데 더 많은 효소가 소비됩니다. 심지어 가열하면 최종 당화 산물이라는 염증 물질도 생깁니다.

기름을 사용하면 온도가 더 높아집니다. 그래서 볶거나

튀기면 같은 식재료라도 소화가 더 어려워집니다. 그래서 이렇게 만든 요리를 먹으면 '배가 든든한' 것입니다.

반대로 효소가 많은 음식이나 효소를 절약할 수 있는 음식은 '배가 출출한' 즉 '소화가 잘되는' 음식입니다. 염증 예방과 개선에는 이런 음식이 도움이 됩니다.

기름과 설탕의 조합은 맛있게 느껴지기 마련이라 기름이 흔해진 후로 기름과 설탕을 듬뿍 쓰는 요리가 많아졌습니다. 가공식품도 흔해져 레토르트 식품, 초가공식품을 먹을 일이 많아졌습니다. 이런 음식은 몸을 산성으로 만듭니다. 이것도 현대인의 수많은 건강 문제의 한 원인입니다.

효소의 기능을 저해하는 음식으로 앞서 언급한 식품 첨가물이나 화학 물질 외에 설탕, 카페인, 찬 음식 등이 있습니다. 이런 음식을 과식하지 않도록 주의합시다. 가열하지 않은 현미, 견과, 깨 등 종실류(種實類)에도 효소의 기능을 저해하는 물질이 들어 있습니다. 모두 영양 보급에 도움이 되는 식품이지만 소화가 어려우니 과식하지 말고 조리법에도 신경 써야 합니다.

또, 효소의 기능을 도우려면 수분도 꼭 필요합니다. 비타민, 미네랄과 함께 질 좋은 수분을 충분히 섭취합시다.

침에도 소화 효소가 있으니 침이 잘 분비되도록 긴장을

푼 상태에서 음식을 천천히 꼭꼭 씹어 먹는 게 좋습니다. 긴장을 풀고 식사하면 위액, 췌액 등도 잘 분비됩니다. 특히 위액은 단백질, 지질을 분해하는 효소인 펩시노겐(펩신의 재료)과 리파아제를 활성화하는 데 꼭 필요합니다.

제산제(위액 분비 억제제) 등은 섣불리 쓰지 않는 게 좋습니다. 참고로 제산제가 아닌 혈압 강하제나 항균제, 진통제 등에도 위산을 억제하는 기능이 있으니 주의합시다.

효소가 기능하는 데 이상적인 온도와 PH(산·알칼리도를 나타내는 수치)가 있습니다. PH의 기준은 효소마다 다르지만, 위액 속의 효소라면 PH가 정상 범위인 2~3일 때 제대로 기능합니다. 제산제 때문에 PH가 5~6으로 올라가면 효소가 잘 기능하지 못합니다.

또 효소가 잘 기능하는 온도는 대략 섭씨 35도에서 50도입니다. 그러므로 몸을 식히지 말고 따뜻하게 유지하는 게 좋습니다.

☞ 식재료를 가열할수록 소화에 효소가 많이 소모된다.
☞ 위산을 억제하는 약이 있으니 주의하자.

미네랄은 수프나 물로 조금씩 섭취하자

 현대 우리나라 사람 중에는 미네랄 중에서도 특히 중요한 아연과 마그네슘이 부족한 사람이 많습니다. 이것들뿐만 아니라 다양한 미네랄을 전반적으로 신경 써서 섭취해야 합니다.

 아연과 마그네슘 외에 부족해지기 쉬워서 의식적으로 보충해야 할 것은 규소, 크롬, 요오드, 유황 등입니다.

 그런데 미네랄이 부족하다며 보충제로 섭취하려다 오히려 몸 상태가 나빠지는 사람이 있습니다. 미네랄은 워낙 흡수가 잘 안 되는 영양 성분이므로 얼마나 섭취하느냐보다 얼마나 흡수시키느냐가 중요합니다.

 따라서 조금 멀리 돌아가는 듯해도 미네랄은 평소의 식사로 조금씩 섭취해야 확실히 흡수됩니다. 미네랄은 거의 없고 오히려 체내의 미네랄을 소모하는 가공식품 같은 음식 섭취를 줄이는 것도 중요합니다.

 미네랄은 다양한 식품에 들어 있습니다. 그러므로 충분히 섭취하려면 일단 음식을 골고루 먹어야 합니다. 다만 식품을 졸이면 미네랄이 국물로 빠져나오니 되도록 국물을 먹을 수 있는 된장국이나 수프 등을 매일 먹는 게 좋습니다. 한편, 대형 프랜차이즈 식당의 음식이나 냉동식품 중에는 찐 채소(다른 데서 찌고 국물을 버린 것)를 주로 쓰고 양념으로 가미한 것이 많습니다. 이런 음식은 미네랄 부족을 더욱 부추깁니다. 역시 음식은 직접 만들어 먹는 게 최선입니다.

그 외에 미네랄이 많은 음식으로 '물'이 있습니다. 순수한 물이 아닌 미네랄워터입니다. 이것을 마시기만 해도 미네랄을 꾸준히 보급할 수 있습니다. 물에 천연염(바닷소금, 암염 등) 등을 조금 녹여 마셔도 미네랄워터를 마신 효과가 있습니다. 매실장아찌를 담갔던 매실 식초를 물에 조금 타 마셔도 됩니다.

효소의 기능을 강화하려면 질 좋은 물을 섭취하는 게 중요한데 미네랄워터를 마시면 질 좋은 물과 미네랄을 한꺼번에 섭취할 수 있습니다.

☞ 보충제로 미네랄을 섭취하려다 오히려 상태가 나빠지는 사람도 있다.
☞ 국물까지 먹을 수 있는 음식을 만들고 또한 미네랄워터를 꾸준히 섭취하자.

보충제로 미네랄 부족의 악순환을 끊을 수 있다

아연, 철, 규소 등은 점막과 피부를 보강하거나 재생하는 원료이자 세포 분열에도 필수인 주요 미네랄입니다.
그래서 부족하면 악순환이 시작됩니다.

먼저 장벽으로 기능하는 피부와 점막이 얇아지므로 다양한 유해 물질이 체내로 들어올 위험성이 커집니다. 그러면 유해 물질이 만성 염증의 원인이 될 뿐만 아니라 체내에서 효소를 소모하고 그 기능을 저해하므로 점점 더 미네랄의 흡수량이 줄어듭니다.
이 악순환을 끊으려면 어떻게 해야 할까요?
미네랄을 보충하려면 당연히 음식이 중요하지만 일단 악순환이 시작되었다면 흡수율이 낮아졌을 테니 흡수율을 높이는 조치가 필요합니다.
증상이 심각하거나 중증일 때는 우리 병원에서도 보충제를 처방합니다. 다만 미네랄 보충제는 흡수가 잘 안 되어 위산이 적은 사람 등은 속이 상당히 더부룩해지고 기분이 나빠질 수 있으므로 소화, 흡수가 잘되도록 만들어진 것을 골라야 합니다.

이럴 때는 음식에 가까운 형태인 보충제를 활용할 수 있습니다.

실제로 특정 미네랄이 풍부한 음식 또는 음료를 농축하거나 효소 분해한 식품이 '슈퍼 푸드'로 시판되고 있습니다. 음식과 보충제의 중간 형태로 미네랄을 효율적으로 섭취하고 소화, 흡수하도록 하는 식품입니다.

보충제 중에도 미네랄의 절대량을 늘리기보다 유기물을 첨가하여 위장의 부담을 줄인 제품, 유산균이나 효소를 넣어 소화가 잘되게 만든 제품이 있습니다. 미셀화(물에 녹지 않는 성분을 미세한 알갱이로 만들어 물에 녹임)하거나 나노화(초미세화)하여 소화가 잘되게 만든 것도 있습니다. 소화를 돕는 보충제를 함께 먹어 흡수율을 올릴 수도 있습니다.

이런 보충제는 일반 미네랄 보충제보다 가격이 조금 비쌀 때가 많고 분량이 더 적어 보일 수 있습니다. 그러나 부작용 위험이 적은 데다가 흡수량은 훨씬 많습니다. 절대량이 중요한 것이 아닙니다.

철을 섭취할 때 철의 흡수를 돕는 비타민 C를 함께 섭취하고 아연이나 마그네슘은 단백질과 지질을 포함한 식사 도중 또는 식후에 섭취하여 흡수율을 높이는 등 유용한 요령도 많습니다.

그러므로 보충제에 의존하지 않겠다며 음식 섭취만 고집하고 효과적인 보충제 등은 이용하지 않겠다며 버틸 필요도 없습니다.

다만 증상이 심각할수록 보충제 섭취가 힘들어지는 사람이 있습니다. 그런 사람은 전문가와 상담하며 일단 식사에서 염증을 유발하는 식품을 최대한 배제해 봅시다. 그래도 나아지지 않으면 몸에 무리를 주지 않는 슈퍼 푸드와 보충제를 필요한 만큼만 섭취합니다. 그래도 계속 거부 반응이 나타난다면 먼저 보충제를 받아들일 수 있는 몸을 만들어야 합니다.

저는 천천히 보충하는 방식을 추천합니다.

☞ 보충제보다 음식에 가까운 자연스러운 형태의 식품을 섭취하는 것이 이상적이다. '슈퍼 푸드' 섭취는 효율적으로 미네랄을 섭취하고 소화, 흡수하는 좋은 방법이다.
☞ 식사만 고집하지 말자. 좋은 보충제는 이용해도 좋다.
☞ 성분을 많이 섭취하는 데 집착하기보다 받아들일 수 있는 몸을 만들어야 한다.

칼슘을 보충제로 섭취할 때 주의점

칼슘을 보충할 때는 특히 주의해야 합니다.

많은 사람이 칼슘 공급원으로 우유와 유제품을 떠올릴 테지만 지금까지 몇 번이나 말했듯 우유, 유제품은 다양한 폐해가 있는 데다 칼슘 공급원으로 도움이 되기는커녕 오히려 체내의 칼슘양을 줄이는 식품입니다.

칼슘은 작은 생선, 해조, 콩, 녹황색 채소 등 식품으로 섭취하는 것이 이상적입니다. 그러나 실제로는 칼슘 보충제에 의존하는 사람이 많을 것입니다.

예전 우리나라에서는 모두가 칼슘 보충제를 적극적으로 권장한 나머지 미네랄 보충제라고 하면 무조건 칼슘 보충제를 떠올릴 정도였습니다. 하지만 칼슘을 단독으로 섭취하는 것은 바람직하지 않습니다. 칼슘은 균형이 매우 중요해서 대량으로 섭취하면 석회화나 신장 장애 등이 발생하기 때문입니다.

오히려 칼슘과 공동으로 기능하는 마그네슘에 주목해야 합니다. 실제로는 칼슘보다 마그네슘이 압도적으로 부족한 사람이 많습니다. 그러면 아무리 칼슘을 섭취해도 몸에 흡수되지 않으므로 칼슘보다 마그네슘을 먼저 섭취해야 합니다.

다만 마그네슘 역시 흡수가 잘 안 되는 데다가 설사약으로 쓰일 만큼 배설되기 쉽습니다. 그래서 마그네슘 보충제를 먹으면 배탈이 난다는 사람이 많습니다. 특히 산화마그네슘은 병원에서도 설사약으로 처방하는 성분입니다. 보충제로는 섭취하지 않는 게 좋습니다.

참고로 보충제를 잘 먹지 못하는 사람이 마그네슘을 효과적으로 섭취하려면 입욕제나 크림 등으로 피부에 흡수시키는 게 좋습니다. 아미노산의 일종인 글리신, 구연산, 사과산 등을 넣어 만든 보충제 역시 배탈이 잘 나지 않고 쉽게 흡수되므로 써 볼 만합니다.

마그네슘 보충제에는 액상, 가루를 캡슐에 넣은 것, 태블릿(정제), 피부에 바르는 크림이나 젤, 입욕제, 패치(피부에 붙여 경피로 성분을 흡수시키는 것) 등 다양한 형태가 있습니다.

한편, 칼슘은 보충제로 직접 섭취하기보다 칼슘 흡수에 꼭 필요한 비타민 D를 섭취하여 소화기의 흡수율을 높이는 게 좋습니다. 그리고 뼈를 강화하려면 칼슘뿐만 아니라

제4장 만성 염증의 주요 원인과 접근법

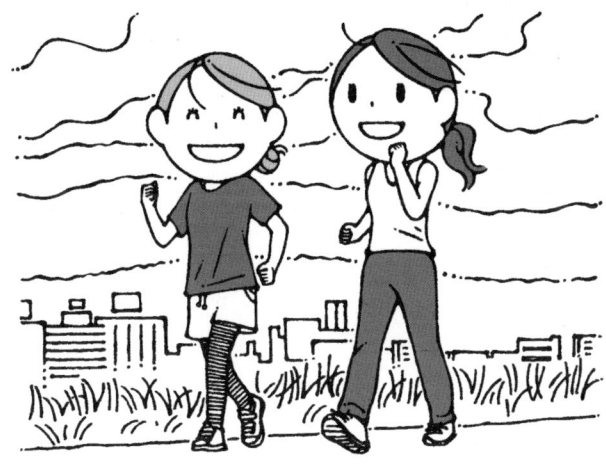

뼈 형성에 필요한 마그네슘, 비타민 K, 단백질 등도 함께 섭취해야 합니다.

적당한 일광욕과 걷기 등 운동도 중요합니다. 햇볕을 쬐면 피부가 비타민 D를 합성하고 뼈도 중력에 저항하느라 튼튼해지기 때문입니다.

칼슘과 마그네슘 외에도 셀레늄, 망간, 리튬, 동 등의 미네랄이 있는데 모두 지나치면 문제가 될 수 있으므로 단독으로 많이 섭취하는 것은 권하지 않습니다.

무엇이든 균형과 흡수율, 위장 부담 등을 고려하여 섭취합시다.

☞ 칼슘은 잔 생선, 해조, 콩, 녹황색 채소 등으로 섭취하는 것이 이상적이다. 우유, 유제품, 칼슘 보충제를 단독으로 섭취하는 것은 좋지 않다.
☞ 적당한 일광욕과 걷기 등 운동도 중요하다.

풍토와 계절에 맞는 식생활로 효소를 아낄 수 있다

사람마다 보유한 효소의 종류와 양이 다릅니다.

예를 들어, 일본인에게만 있는 효소도 있습니다. 해조류를 분해하는 효소입니다.

한 연구 그룹의 발표에 따르면 해초를 분해하는 효소가 일본인에게는 있지만, 다른 나라 사람의 몸에서는 발견되지 않았다고 합니다.

아마 이 효소는 일본인의 체내에서 몇 세기에 걸쳐 진화했을 것입니다. 옛날부터 해조류를 많이 먹었던 일본인만의 특징이겠지요.

반대로 원래 유제품을 섭취하지 않아서 유제품의 역사가 얕은 일본인은 대개 유당 분해 효소가 처음부터 없었거나 성인이 된 후 소실되었다고 합니다. 반면 유럽인은 대부분 성인이 된 후에도 이 효소가 충분하여 요구르트 등을 섭취하며 건강을 챙기고 있습니다.

이처럼 풍토(風土)나 식생활의 역사에 따라 사람 몸에서 생성되고 분비되는 효소가 달라집니다. 그러므로 나고 자란 땅의 풍토에 잘 맞는 음식을 먹으면 소화 효소를 적게 소모하면서도 몸에 부담을 주지 않고 음식을 소화할 수 있습니다.

풍토에 맞는 식생활은 체내 효소를 더 효율적으로 기능시키는 요령이기도 합니다. 그 땅, 그 계절의 음식이 몸에 좋다는 '신토불이(身土不二)'나 지역에서 수확된 식재료를 지역에서 소비한다는 '지산지소(地産地消)' 등 오래된 구호에도 같은 생각이 반영되어 있습니다.

물론 복잡한 현대에 살면서 우리 지역 내에서 수확한 식재료만을 먹기는 어렵겠지만 적어도 국내에서 수확된 제철 식재료를 우선하거나 가까운 지역에서 생산된 농작물을 고른다면 더 신선하고 몸에 잘 맞는 음식을 섭취할 수 있을 것입니다.

또 우리가 사는 동아시아는 사계절이 뚜렷하므로 온도, 습도, 일교차, 환절기 등 외부 환경의 변화에 따라 몸을 정비할 필요가 있습니다. 따라서 제철 식재료 등을 활용하여 그때그때 필요한 영양을 보급합시다. 제철 식재료는 싸게 입수할 수 있고 영양가도 높고 유해 물질도 적은 상태로 수확됩니다.

☞ 일본인에게만 가진 효소도 있고 반대로 일본인에게 거의 없는 효소도 있다.
☞ 가능한 한 국내 또는 가까운 지역에서 생산된 제철 식재료를 섭취하자.

30~40대부터 효소가 급격히 줄어든다

 체내 효소의 기능을 강화하면 소화력이 좋아져서 장(腸)과 간장(肝臟) 등 소화기의 부담을 줄일 수 있습니다.
 그렇게 장이 건강해지면 이물이 몸에 잘 들어오지 않게 되고 불필요한 물질을 배변으로 잘 배출하게 됩니다.
 그뿐만 아니라 간장에도 유해 물질이 잘 들어오지 않게 됩니다. 장에 소화되지 않은 음식(특히 단백질)이 늘어나면 암모니아와 니트로사민 등 유해 물질이 발생하여 간장으로 이동하지만 장의 효소가 잘 기능하여 모든 음식물이 소화되면 그럴 위험이 줄어드는 것입니다.

그러면 혈액 속에도 독이 돌아다니지 않게 되므로 혈액을 정화하는 신장도 부담을 덜 수 있습니다. 이렇게 전신이 해독되면 몸의 전체적인 상태가 개선될 것입니다.

효소 분비량은 나이가 들수록 줄어듭니다. 예를 들어 해로운 활성 산소를 제거하는 효소인 SOD도 30세 이후 분비량이 갑자기 줄고 40세 이후에는 가속도를 붙여 더 급격히 줄어듭니다.

그래서 30~40대에 기미와 주름이 급격히 늘어나고 병에도 잘 걸리고 한번 걸리면 잘 낫지 않는 것입니다. 효소를 낭비하는 식단과 생활 습관은 그 노화 속도를 더 높입니다. 반대로 효소를 아끼는 식단이나 생활 습관을 도입하면 효소를 조금 천천히 줄게 할 수 있습니다.

효소가 부족하여 몸이 안 좋다고 생각하는 사람은 이 책에서 말한 대로 효소를 아끼는 식단과 생활 습관을 실천하길 바랍니다.

☞ 해로운 활성 산소를 제거하는 효소인 SOD의 분비량은 30대부터 갑자기, 40대부터 더욱 급격히 줄어든다.
☞ 효소가 제대로 기능하면 장과 간장, 신장의 부담이 줄어든다.

【유해 물질】

주변에 어떤 유해 물질이 있는지 알아두자

   현대인의 생활 환경은 유해 물질로 가득합니다. 이것이 만성 염증의 큰 원인입니다.

   우리 가까이에 존재하는 가공식품 등의 화학 물질, 약품, 유해 금속, 농약, 제초제, 유전자 변형 식품 등 다양한 유해 물질(대기와 주거 환경 등의 화학 물질, 유해 금속 포함)이 우리 몸에 만성 염증을 일으키기 때문입니다.

   이런 물질을 배출하려면 앞 장에서 소개한 대사 효소가 많이 소모됩니다. 이처럼 유해 물질은 그 자체로도 대사 효소와 소화 효소의 기능을 저해하므로 최대한 접하지 않는 것이 좋습니다.

   또한 '운동, 수면, 발한(땀을 냄), 배설'을 원활하게 하여 유해 물질의 배출을 촉진하는 것도 중요합니다. 우선은 주변에 어떤 유해 물질이 있는지 알아두고 되도록 피하도록 노력합시다.

☞ 우리 몸에 들어온 유해 물질은 대사 효소를 소모하는 동시에 대사 효소의 기능을 저해한다.
☞ 활발한 '운동, 수면, 발한(땀), 배설'로 유해 물질 배출을 촉진하는 것이 중요하다.

사소한 배려로 독을 줄인다

주변의 흔한 유해 물질을 135~137페이지에 표로 정리했습니다. 전부 다 피하기는 어렵겠지만 가까이에 어떤 유해 물질이 있는지 알아두고 조금만 신경을 써도 피해를 크게 줄일 수 있습니다.

예를 들어 드라이클리닝에 쓰는 테트라클로로에틸렌은 표에 나온 대로 휘발성 유기용제입니다. 휘발성이란 기체가 되기 쉬운 성질을 뜻하므로 드라이클리닝이 끝난 옷을 비닐에서 아무 생각 없이 꺼내다가는 그 기체를 흡입할 수 있습니다. 비닐에서 꺼내자마자 옷을 입어도 마찬가지입니다. 옷을 비닐에서 꺼낼 때 조금만 조심하고 바람이 통하는 곳에 잠시 걸어 두면 유해 성분을 흡입하지 않을 수 있습니다.

물론 세탁소에 물빨래를 의뢰하면 위험을 피할 수 있겠

지만 공장이나 세탁소에서 다른 옷과 함께 보관되어 있을 때 휘발성 용제가 묻을 수 있습니다.

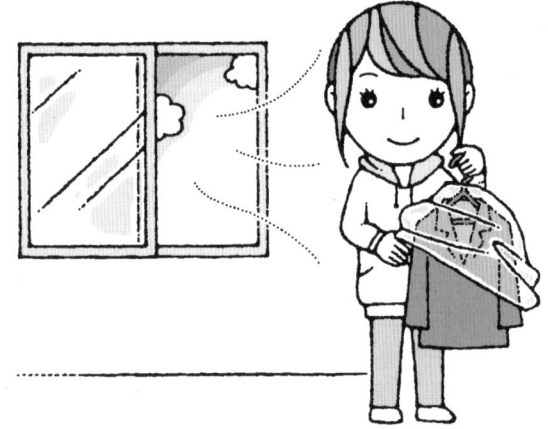

페인트를 칠할 때 마스크를 쓰고 페인트가 마르기 전에 접근하지 않으며 식사하거나 음식을 보관할 때 플라스틱제 식기 대신 도기나 목제를 쓰는 등 조금만 신경을 써도 몸이 달라질 것입니다.

당연한 말이지만 담배를 피하고(간접흡연 포함) 알코올 섭취를 줄이고 배기가스를 흡입하지 않고 블루라이트를 오래 쪼이지 않으며 불필요한 약을 먹지 않으려는 노력도 중요합니다.

☞ 유해 물질을 전부 피할 수는 없지만 조금만 신경 써도 피해를 줄일 수 있다.
☞ 담배는 끊고 알코올은 줄이고 불필요한 약은 먹지 않는다.

■주요한 유해 물질과 인체 침입 경로

●유해 물질
〈귀금속〉
- **수은**=치아 충전재(아말감), 일부 어패류, 백신
- **카드뮴**=광물, 토양, 담배 연기, 자동차 배기가스, 전지, 전자 기기, 플라스틱, 유리, 도자기, 그림 재료, 금속 코팅
- **납**=자동차 배터리, PVC(폴리염화비닐), 크리스털 글라스, 도자기, 낚시용 추, 낡은 수도관, 비행기 연료
- **비소**=일부 토양과 물, 농업용 살충제, 유리, 안료, 전자 기기, 합금, 담배
- **니켈**=동전, 전지, 조리 기구, 휴대 전화, 의료 기기 등
- **안티몬(Antimon)**=전지, 화장품, 의약품, 고무·플라스틱의 안료, 각종 공업 재료
- **망간**=건전지, 리튬 전지 등

〈경금속〉
- **알루미늄**=토양, 물, 팽창제, 염료 고착제, 품질 안정제, 동, 알루미늄 포일, 캔, 화장품, 건조 분말 식품, 백신, 일부 위장약

●농약, 살충제

●석유 화학 제품
〈휘발성 유기용제〉
- **톨루엔**=페인트, 접착제, 휘발유, 네일 에나멜, 얼룩 제거제, 담배 연기
- **벤젠**=휘발유, 담배, 배기가스
- **프레온**=스프레이, 냉장고와 냉각기의 냉매
- **디클로로메탄**=드라이클리닝
- **자일렌**=석유에 포함된 물질로 약제 등의 원료
- **초산에틸**=도료, 인쇄 잉크, 접착제, 세정제, 휘발유, 시너

〈BPA(비스페놀 A)〉=플라스틱 제품, 캔류
〈PCB(폴리염화바이페닐)〉=전기 기기의 절연유(생산 금지됨)
〈프탈레이트〉=접착제, 화장품, 벽지, 필름
〈PVC(폴리염화비닐)〉=플라스틱 제품
프탈산이 들어 있어 불에 타면 다이옥신을 방출함

●다이옥신류=염소를 포함한 물질 등의 불완전 연소

●특정 화학 물질
- **포름알데히드**=접착제, 도료, 방부제, 각종 건재

●전자파=전자레인지, 휴대 전화, PC, 블루라이트

●헤테로사이클릭아민=생선, 육류의 탄 부분 및 연기

●곰팡이=오래된 식품이나 주택

●화학조미료 / 첨가물 / 인공 감미료 / 전이 지방산 / 유전자 변형 식품

외인성독

내인성독	
	●장내 세균이 생성하는 독=리포폴리사카라이드, 크레졸, HPHPA 등
	●효모, 칸디다가 생성하는 독=아세트알데히드, 트리카르발릴산 등
	●기타 감염증
	●스트레스, 부정적 감정

■유해 물질이 일으킬 수 있는 증상

- 쉽게 지침, 항상 피곤함
- 두통, 근육통, 관절통
- 코막힘, 후비루
- 속쓰림, 복부 팽만감, 잦은 가스 배출, 변비, 설사, 악취 나는 변
- 불면, 얕은 잠
- 오래 집중할 수 없음, 전혀 집중할 수 없음
- 이상하게 음식을 먹고 싶어짐
- 부기, 살이 빠지지 않음
- 습진, 두드러기, 피부 문제(뾰루지, 거친 피부, 건조한 피부), 건선
- 구내염, 구취
- 눈 밑 그늘
- 월경 전 증후군(생리 전 부기, 변비, 초조함, 컨디션 난조)

■당장 해독해야 하는 상태

- 면역 이상(감기에 쉽게 걸림, 감기가 낫지 않음, 헤르페스 등이 반복됨)
- 만성 감염증, 자가 면역 질환, 내분비 이상(갑상샘 호르몬, 부신 피질 호르몬, 성호르몬 이상)
- 스트레스가 심함, 약이나 화학 물질에 노출된 적이 있음
- 화학 물질 과민증(두통, 브레인 포그, 숨 막힘, 근력 저하)
- 불임증
- 약 부작용이 많이 나타남, 과민증
- 알레르기, 천식
- 공장이나 농업에서 유해 물질을 확실히 접한 적이 있음
- 카페인에 취약함

제4장 만성 염증의 주요 원인과 접근법

■유해 물질과의 관련성이 지적되는 질환

● **ADHD**=BPA, 납, 수은, 프탈산, PCB

● **알레르기, 천식**=안티몬, BPA, 카드뮴, 포름알데히드, 곰팡이, 니켈, 프탈산

● **알츠하이머병**=알루미늄, 납, 수은

● **빈혈, 면역 억제**=벤젠, 카드뮴, 납, 다환 방향족 탄화수소(타르, 원유, 석유 등에 포함된 성분)

● **자가 면역 질환**=비소, 납, 수은, 곰팡이

● **고혈압, 신장병**=비소, 납, 수은

● **암**=알루미늄, 비소, 벤젠, BPA, 카드뮴, 전자파, 포름알데히드, 헤테로사이클릭아민, 납, 니켈, 테트라클로로에틸렌, 프탈산, 염화비닐, PVC, 다이옥신, 잔류성 유기 오염 물질(다이옥신, PCB 등)

● **만성 피로 증후군, 섬유근 통증**=비소, 벤젠, 카드뮴, 전자파, 포름알데히드, 납, 수은, 곰팡이, 니켈, 테트라클로로에틸렌, 농약, PCB, 용제

● **당뇨병, 인슐린 저항(인슐린의 기능이 약해진 상태)**=비소, BPA, 전자파, PCB, 염화비닐, PVC, 다이옥신

● **불임, 자궁 내막증, 기타 내분비 이상(남성 갱년기 증상, 갑상샘 기능 이상 등)**=비소, BPA, 카드뮴, 전자파, 포름알데히드, 납, 수은, 프탈산, PCB, 다환 방향족 탄화수소, 용제

● **화학 물질 과민증**=벤젠, 포름알데히드, 곰팡이, 테트라클로로에틸렌, 농약, PCB, 용제, 염화비닐, PVC, 다이옥신

● **기억력 저하, 우울증, 불안 장애, 혼란**=알루미늄, 비소, 수은, 전자파, 납, 곰팡이, 프탈산, PCB, 용제

● **자궁 내 발달 장애**=비소, 납, 수은, PCB, 용제

● **골다공증**=카드뮴, 납

● **파킨슨병**=망간, 농약

● **말초 신경 장애**=비소, 납, 수은, PCB

그 외 내분비샘(갑상샘, 부신, 생식샘) 기능 이상과 불안, 초조 등 신경 증상에도 각종 화학 물질이 관련되어 있다는 주장이 제기되고 있습니다.

유전자 변환 식품의 위험성

상대적으로 유해 물질이라는 의식 없이 섭취할 우려가 있는 것이 '유전자 변환 식품'입니다.

유전자 변환 식품의 재료인 유전자 변환 작물이란 원래 '라운드업(Round·up)'이라는 제초제의 글리포세이트 성분을 견디게 할 목적으로 설계된 작물입니다. 그래서 기본적으로 제초제가 포함된 작물이므로 유전자 변환 식품이란 유해 물질임을 먼저 인식할 필요가 있습니다.

이 제초제는 몸속에서 항생제처럼 작용하여 장내 세균총을 붕괴시키고 다양한 문제를 일으켜 만성 염증을 유발합니다. 미네랄을 몸에서 배출하는 작용도 있어서 미네랄 부족을 일으킵니다. 또한 정신을 안정시키고 의욕과 집중력을 유지하는 데 필요한 신경 전달 물질의 생성을 저해하기도 합니다. 그래서 많이 섭취하면 정신이 불안정해지거나 아동의 신경 발달에 문제가 생길 수 있습니다.

심지어 유해 물질을 배설하는 기능을 저해하므로 유해 물질이 점점 축적됩니다. 즉 몸이 만성적으로 건강하지 못한 상태가 되는 것입니다.

최근 미국 법원이 유전자 변환 식품에 포함된 제초제의

발암성을 인정한 결과 소송을 제기한 남성에게 3억 달러 이상의 막대한 배상금을 지급하도록 한 사건이 화제가 되었습니다.

하지만 꼭 제초제 문제가 아니더라도 유전자 변환 식품 자체가 부자연스러운 물질이므로 체내에서 엉뚱한 단백질을 만들거나 항원성(체내에서 이물로 인식되어 공격받는 성질)을 띨 위험이 있습니다. 그래서 알레르기 질환이나 자가 면역 질환을 조장할 수 있는 것입니다.

심지어 최근 미국 기업들은 위에서 언급한 제초제에 내성이 있는 잡초가 늘어났다는 이유로 다른 유전자도 변환하려 하고 있습니다. 유전자 조작으로 토마토 등 채소의 색을 바꾸거나 보존 기한을 늘리거나 냄새를 없애는 게놈 편집도 이루어지고 있습니다.

게놈 편집 식품은 일본에서도 개발이 진행되고 있습니다. 이미 게놈 편집 토마토나 참돔, 복어 등이 실용화되어 식품 표시 사항조차 없는 상태로 시장에 유통되는 상황입니다. 생산자 측은 일반적인 품종 개량과 다를 게 없어 별도의 표시가 필요 없다고 주장하지만, 전 세계에서 게놈 편집 식품의 안전성을 우려하는 목소리가 높아지고 있습니다.

이런 식품에는 정말로 주의해야 합니다.

일본에서 승인받은 유전자 변환 작물은 아직 8가지밖에 안 되지만 그 종류에 속하는 품종 수가 점점 늘고 있습니다. 예를 들어 대두도 몇십 품종으로 나뉘는데 그중 승인받은 품종이 점점 늘어나는 것입니다. 그러니 모두가 게놈 편집 식품을 모르는 사이 먹고 있을지 모릅니다.

그 8가지는 옥수수, 유채, 면화, 대두, 사탕무, 감자, 자주개자리(알팔파), 파파야 등입니다.

따라서 이 작물이나 이 작물이 들어간 식품을 구매할 때는 식품 표시 사항을 잘 보고 유전자 변형이 없는 것을 골라야 합니다. 참고로 유전자 변형 식품 대부분은 가축 사료 또는 표시 의무가 없는 식품(양념, 첨가물)의 형태로 유통되고 있습니다. 외식 산업 역시 이 사항을 표시할 의무가 없어서 유전자 변환 식품을 많이 쓰고 있을 것입니다. 이런 사실을 꼭 알아둡시다.

☞ 모두가 모르는 사이 유전자 변환 식품을 섭취하고 있을지 모른다.
☞ 정부는 유전자 변환 작물 8가지를 승인했다.

해독의 4원칙으로 유해 물질을 배제하자

유해 물질에 둘러싸여 사는 현대인이라도 독을 최대한 방어하고 배출할 수는 있습니다. 그러려면 다음 '해독의 4원칙'을 마음에 항상 새깁시다.

특히 20~26페이지에 있는 체크리스트와 135~137페이지의 표에 해당하는 항목이 많았던 사람은 이 4원칙을 실행했을 때 몸 상태가 좋아질 가능성이 큽니다.

《해독의 4원칙》
① **유해 물질을 최대한 피한다**
환경, 물건, 음식, 해로운 약과 블루라이트 등을 점검하고 표에 나온 유해 물질을 최대한 줄입니다.
② **유해 물질이 침입하기 어려운 몸을 만든다**
식생활 개선 등으로 피부, 목, 장(腸)의 장벽 기능을 강화하고 몸의 염증을 진정시킵니다. 제3장의 '만성 염증'을 참고하여 염증별 대책을 실천합니다.
③ **해독이 잘되는 몸을 만든다**
해독이 잘되는 몸을 만들기 위해 다음과 같은 사항을 실천해야 합니다.

- 스트레스와 수면을 관리하여 독의 배출을 돕는다(이번 장 【스트레스】 참고).
- 대사 효소의 활성도를 높인다. 해독에 도움이 되는 비타민과 미네랄을 섭취한다(이번 장 【영양 장애】 참고).
- 몸을 약알칼리성으로 유지한다.

　유해 물질은 대부분 산성입니다. 하지만 우리 몸은 기본적으로 약알칼리성이라 유해 물질이 많아져 산성이 되면 해독이 어렵습니다. 따라서 생채소, 매실장아찌 등 알칼리성 식품을 많이 먹고 백설탕, 가공식품 등 산성 식품을 줄여서 해독이 잘되는 약알칼리성 몸을 만들어야 합니다.

- 림프 흐름을 개선한다

　노폐물과 유해 물질을 배출하는 림프의 흐름을 개선해야 합니다. 그러기 위해 적당한 운동과 전신 마사지로 림프 흐름을 촉진합니다.

- 땀을 흘린다

　땀으로 몸을 해독할 수 있다고 알려져 있습니다. 적당한 운동이나 입욕, 원적외선 사우나 등으로 몸을 천천히 데우면 땀이 날 것입니다. 족욕도 효과적입니다. 또 입욕할 때 따뜻한 물에 소금이나 미네랄을 넣으면 땀이 더 잘 나고 독 배출도 원활해집니다.

사우나나 암반욕(巖盤浴 : 따뜻한 천연석이나 바위 위에 누워서 하는 온욕)도 좋지만, 기본적으로 매일 입욕하는 것이 좋습니다. 입욕은 몸을 데워 줄 뿐만 아니라 수압으로 전신을 부드럽게 지압하여 혈액 흐름을 촉진하므로 독을 빨리 배출하는 데 도움이 됩니다.

④①~③과 함께 해독을 돕는 보조 수단을 활용한다

보충제나 건강식품에만 의존하면 안 되지만 ①~③을 실천하면서 보조적으로 활용하는 것은 괜찮습니다. 다음 보충제와 건강식품이 도움이 될 것입니다.

- **탄산수소나트륨**=대표적인 알칼리성 식품으로 보충제 형태로 유통됩니다. 분말을 물에 타서 마시거나 과립을 먹으면 해독에 도움이 됩니다.
- **강황, 클로렐라, 식용 활성탄**=해독을 촉진하는 식품으로 알려져 있습니다.
- **향신료, 허브**=다양한 향신료와 허브가 해독을 촉진합니다. 요리에 쓰거나 허브차로 우려 마시면 좋습니다.
- **풀빅산, NAC(아세틸시스테인), 글루타티온, 플라보노이드, 밀크씨슬(흰무늬엉겅퀴), 코엔자임Q10, 알파리포산, 포스파티딜콜린, 포스파티딜세린, 엽산**=해독 효과가 있다고 알려진 성분입니다. 이중 자신에게 맞는 성분이 들어 있는 보충제를 선택하면 됩니다.

☞ 해독의 4원칙은 '유해 물질을 피한다' '유해 물질이 침입하기 어려운 몸을 만든다' '해독이 잘되는 몸을 만든다' '해독을 돕는 보조 수단을 활용한다'이다.
☞ 탄산수소나트륨 등 해독을 돕는 보충제를 활용해도 좋다.

【스트레스】

투쟁 또는 도주를 위한
신경인 교감 신경의 과긴장

건강 문제와 인과 관계가 비교적 명확한 다른 요인에 비해 스트레스는 자각하기도 어렵고 가볍게 넘기기도 쉽습니다. 그러나 스트레스를 얕보아서는 안 됩니다.

현대인이 호소하는 다양한 건강 문제 중에는 그 원흉인 스트레스만 해소하면 다른 대책이나 치료가 전혀 없어도 금세 좋아지는 것이 많습니다. 그만큼 스트레스가 몸에 큰 영향을 미칩니다.

그런데도 스트레스의 영향을 실제보다 가볍게 생각하는 사람이 많습니다. 영향이 크다는 것을 알면서도 피할 수 없어서 괴로워하는 사람 또한 많을 것입니다.

물론 전혀 스트레스 없이 살 수는 없겠지만 스트레스가 몸에 미치는 영향을 정확히 알고 최대한 피하거나 줄여야 합니다.

사소한 노력만으로도 심신이 상당히 편해질 수 있습니다. 어떤 노력이 필요한지 지금부터 설명하겠습니다.

우선 스트레스와 몸의 관계를 알아야 합니다.

체내의 무의식적 생체 활동을 지배하는 자율 신경은 활동 상태를 만드는 교감 신경과 휴식 상태를 만드는 부교감 신경으로 나뉘어 서로 균형을 맞추며 기능합니다.

그러나 스트레스가 많으면 교감 신경이 과하게 긴장합니다. 교감 신경은 위험한 상황에서 투쟁하거나 도주하기 위해 존재하는 신경으로 알려져 있습니다. 즉 심신의 상태를 대항 모드로 조정하거나 대항할 수 없는 상황이라면 도주 모드로 조정하는 신경입니다.

그래서 투쟁하거나 도주하기 전에는 교감 신경이 잔뜩 긴장합니다. 이것은 위기를 타개하려는 일시적 반응으로 인간에게 매우 중요한 기능입니다. 다만 현대인은 스트레스 가득한 환경에서 사느라 교감 신경이 줄곧 긴장해 있다는 것이 문제입니다. 교감 신경이 계속 흥분해 있으면 체내에 염증이 생기기 때문입니다.

혈관이 수축하여 저산소 상태가 되면 백혈구 중 호중구가 늘어나고 활성 산소가 늘어납니다. 또 혈당이 급격히 떨어지고 소화 기능이 둔해져 장내 환경이 나빠지며 불면, 초조감 등으로 스트레스가 더 쌓이는 등 다양한 염증 요인이 발생합니다.

소화 기능이 둔해지는 것은 자율 신경의 균형이 무너지고 교감 신경이 과하게 흥분하면 우선 타액부터 줄어들기 때문입니다. 긴장했을 때 입속이나 목이 타는 듯한 기분을 느낀 적이 있을 것입니다. 긴장해서 교감 신경이 흥분했으므로 타액이 줄어든 것입니다.

타액처럼 자각하지는 못하더라도 이때 위액과 장액 등 소화액도 감소하여 소화력이 약해집니다. 위장의 운동 자체가 빨라지거나 느려지므로 소화 리듬도 무너집니다. 그래서 배탈이 나거나 소화 불량에 걸리거나 변비가 생깁니다. 그러면 흡수력도 떨어져서 영양 장애 등이 발생하기 쉽습니다(147페이지 참조).

게다가 소화관 점막의 기능이 약해져 위산이나 인슐린 분비의 균형이 무너지므로 영양 장애가 더 심해지거나 혈

제4장 만성 염증의 주요 원인과 접근법

■교감 신경과 부교감 신경의 작용

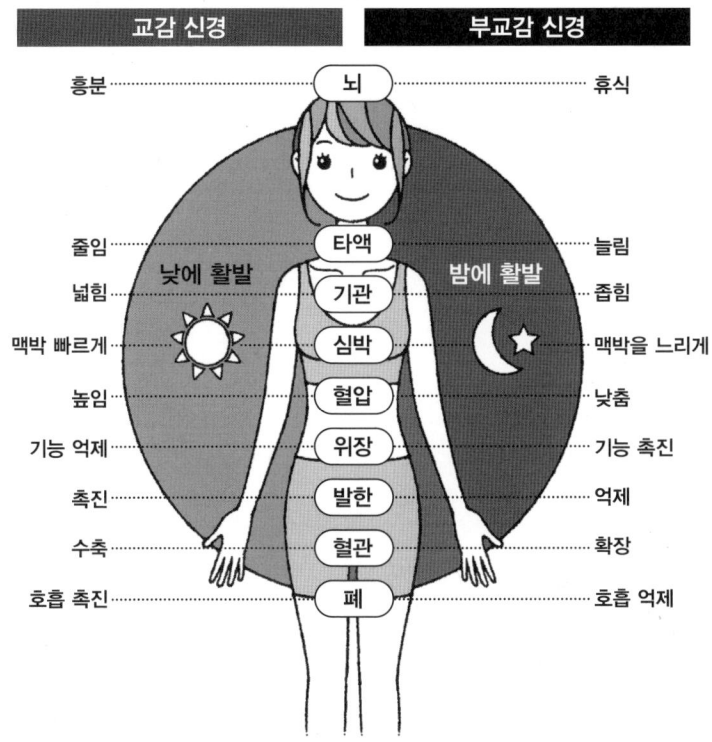

당치가 심하게 변동할 수 있습니다.

교감 신경이 늘 긴장해 있어서 염증이 잘 생기게 되는 것은 큰 문제입니다. HPA축(시상하부—하수체—부신. 스트레스에 대응하기 위해 몸에 갖춰진 뇌 및 내분비계의 연계 구조로 '면역, 음식 섭취, 소화, 수면, 정동, 성행동, 에너지 대사' 등 인간의 기본 생명 활동에 필수적인 역할을 담당)의 이상으로 염증 자체도 오래갑니다.

또, 교감 신경이 긴장하면 혈압이 오르고 심박수가 상승하는 등 신경이 항진하므로 불면증이 나타납니다. 수면 중에 몸이 회복되는데 잠을 제대로 자지 못한다면 문제가 더 장기화하기 마련입니다.

☞ 현대인의 교감 신경이 계속 과하게 긴장해 있다.
☞ 교감 신경의 지속적 긴장은 염증을 일으키고 혈압을 올리며 불면증을 초래한다.

사고방식을 바꾸어 자신에게 맞는 방법으로 스트레스를 관리한다

모든 사람에게 효과적인 스트레스 관리법은 없습니다. 사람의 성격이나 상황에 따라 적합한 방법이 달라집니다. 그러니 이것저것 시도해 보고 더 편안해지는 방법을 찾아야 합니다. 여기에 쓸 만한 방법을 몇 가지 소개할 테니 참고하길 바랍니다.

예를 들어 직장에서 잘 안 맞는 상사와 지내면서 스트레스를 많이 받는다고 합시다.

그런데 사람은 '생각하지 말자'라고 생각할수록 그 생각에 사로잡히는 법입니다. 그러니 생각하지 않으려고 노력하지 말고 다른 데로 눈을 돌려 봅시다.

'눈앞의 다른 일에 집중'하거나 '휴무에 뭘 할지 생각'하거나 '사랑스러운 가족의 사진을 들여다'보는 등 사소한 것이라도 좋으니 다른 일에 관심을 돌리는 것입니다.

그리고 사람은 자신이 갖지 못한 것, 자신의 단점을 생각하기 쉽습니다. 그런 이유로 스트레스를 받는다면 자신이 가진 것을 생각합시다.

예를 들어 어깨가 아파서 힘들면 종일 어깨에 신경을 쓰기 쉽지만 그럴 때일수록 통증 없는 반대쪽 어깨나 자유롭게 움직이는 손발, 말할 수 있는 입, 매일의 배변, 아프지 않은 손발과 허리 등을 떠올려 보는 것입니다. 가진 것도 많고 장점도 많다는 것을 깨달으면 무거웠던 마음이 가벼워질 것입니다.

컵에 물이 반쯤 차 있을 때 '벌써 절반이 사라졌다'라고 생각하느냐 '아직 절반이나 남았다'라고 생각하느냐에 따라 마음가짐이 상당히 달라집니다. '아직 절반이나 남았다'라고 생각하면 스트레스가 크게 줄어듭니다.

무심코 자신의 단점을 생각하다 보면 단점이 실제보다 더 크게 보이는 법입니다. 코 옆에 난 뽀루지가 신경 쓰여서 거울로 들여다보면 실제보다 커 보이지 않습니까? 마찬가지로 지금 머릿속의 90% 이상을 차지하는 불안이나 스트레스의 원인도 평생의 관점에서는 아주 작은 사건일지 모릅니다.

불안과 스트레스를 완전히 없앨 필요는 없습니다. 자신이 제어할 수 있는 정도로만 수습하면 됩니다. 조금씩이라도 자신의 행복을 음미하고 시야를 넓혀 가며 스트레스를 제어합시다.

☞ 스트레스의 원인에 신경 쓰지 않으려 해도 저절로 신경 쓰게 된다.
☞ '갖지 못한 것'보다 '가진 것'을 생각하자.

충실한 수면으로 스트레스를 견디는 몸을 만들자

마음가짐을 바꾸는 동시에 생활에 관한 대책도 실천해 봅시다.

그중에서도 수면이 매우 중요합니다. 수면은 자율 신경의 균형을 맞추고 뇌의 영양 공급을 늘립니다. 해독 스위치를 켜고 체내 리듬을 정돈하며 내장을 수복하고 염증을 억제합니다. 잠을 충분히 자면 스트레스로 손상된 심신도 빨리 회복됩니다(다만 수면 무호흡 증후군 등은 제대로 치료해야 함).

지방 등 영양소를 흡수하기 쉽도록 분해하는 쓸개즙이 가장 많이 분비되는 시간도 새벽 2시입니다.

'아침은 배설의 시간, 낮은 소화의 시간, 밤은 흡수의 시간'이라는 말이 있듯, 우리 몸은 식사 후 낮에 분해한 음식을 밤에 흡수합니다. 흡수에 필요한 쓸개즙 등의 소화액도 대부분 야간에 분비됩니다.

그 시간대에 잠들지 못하는 사람, 심지어 중력을 거슬러서 서 있거나 앉아 있는 사람은 스트레스가 끼친 손상을 수복할 수 없습니다. 게다가 그런 생활 자체가 몸에 스트레스를 줍니다. 혈당치가 높거나 불안정한 사람 중에 밤에 제대로 자기만 해도 혈당이 안정되는 사람이 꽤 있을 정도입니다.

나이를 먹으면 호르몬 균형이 무너지기 쉬워서 잠을 설치는 날이 많아지므로 더욱 숙면 대책이 필요합니다. 늦어도 22~23시에는 잠자리에 들고 아침 8시 전에 일어납시다(단, 부신 피질 기능 장애가 있는 사람은 무리하지 말 것). 본인은 푹 잤다고 느끼더라도 소파나 의자에서 자는

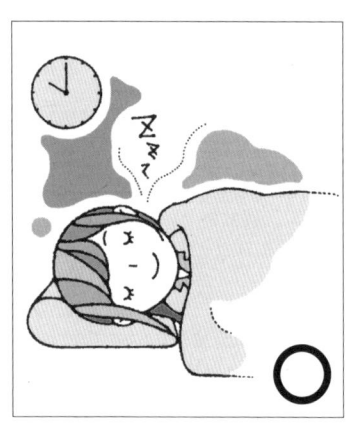
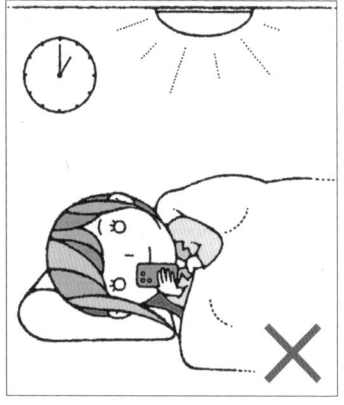

것은 좋지 않습니다. 밤에는 한 번도 깨지 않고 푹 자는 것이 기본인데도 이 당연한 혜택을 누리지 못하는 사람이 많습니다.

수면에 문제가 있다면 침실 환경을 개선해 봅시다. 잘 때는 잡음과 빛을 최대한 차단하고 방을 조용하고 어둡게 합니다.

자기 전에는 TV, PC, 스마트폰을 보지 맙시다. 전자 기기의 블루라이트가 눈과 뇌를 자극하여 잠들기가 어려워지기 때문입니다. 잘 때는 전자 기기와 와이파이의 전원을 아예 끕시다.

침구나 잠옷 등을 부드러운 유기농 면 제품이나 정전기가 적은 제품으로 바꾸는 것도 좋습니다.

깨어 있는 시간에 어떻게 지내는지도 중요합니다. 낮에 햇볕을 쬐지 않거나 운동을 하지 않거나 커피 등 카페인 음료를 연거푸 마시거나 늦은 시간에 저녁을 먹거나 과식하거나 야식을 먹으면 잠을 이루기 어렵습니다.

뱃속의 음식이 다 소화되기 전에 잠자리에 들면 잠을 설칠 뿐만 아니라 몸속에 소화되지 않은 물질이 늘어납니다. 밤은 소화가 아닌 흡수의 시간이므로 위를 비운 뒤 잠자리에 드는 것이 좋습니다. 그러려면 적어도 잠들기 3시간 전에 식사를 마쳐야 합니다.

잠자리에 들기 1시간쯤 전에 따뜻한 물에 입욕하면서 체온을 올리는 것도 요령입니다. 체온이 올랐다가 천천히 내릴 때 부교감 신경이 우위(기능이 우세해짐)가 되면서 졸음이 오기 때문입니다.

☞ 충분히 푹 자기만 해도 혈당치를 개선할 수 있다.
☞ 22~23시에 자고 8시 전에 일어나는 생활을 정착시키자.

자율 신경을 정돈하여 스트레스를 완화한다

야간에는 격렬한 운동을 추천하지 않습니다. 교감 신경이 우위가 되어 정신이 또렷해지므로 잠이 오지 않기 때문입니다. 운동한다면 가벼운 스트레칭 등을 천천히 하는 게 좋습니다.

부교감 신경과 교감 신경의 균형을 조정하려면 손톱 뿌리를 자극하는 '손톱 비비기'(손톱 뿌리의 양쪽 구석을 다른 쪽 손가락 사이에 끼워 비빔), 몸에 따뜻한 물과 찬물을 번갈아 끼얹는 '온랭 샤워', 마른 천으로 전신을 문지르는 '건포마찰'도 효과적입니다.

천천히 심호흡하며 전신에 산소를 골고루 보내 봅시다.

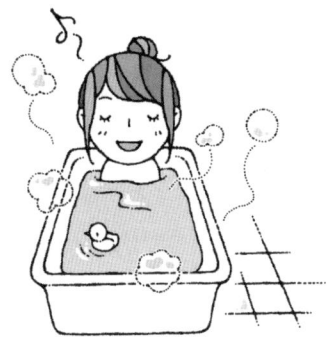

이것들은 자율 신경의 균형을 맞추면서 혈류를 촉진하고 림프의 흐름도 개선하여 스트레스에 대항할 수 있는 몸을 만 드는 방법입니다.

낮 동안의 적당한 운동도 자율 신경의 균형을 맞추고 혈류를 늘려 몸 구석구석까지 산소를 보내고 대사를 활성화하는 데 도움이 됩니다.

그러나 격렬한 운동을 너무 많이 하면 몸에 해로운 활성 산소가 늘어나 몸이 염증 체질로 변하니 주의해야 합니다.

그래도 격렬한 스포츠를 좋아하거나 꼭 해야 하는 상황이라면 운동이 끝난 후에 심신을 잘 가라앉힙시다. 항산화물이 많은 무농약 생채소, 과일, 수분 등 염증을 가라앉히는 식품을 적극적으로 섭취하는 것이 좋습니다.

또, 앞에서 언급하였듯(86페이지 참조) 미주 신경을 침 등으로 자극하면 염증을 억제하고 자율 신경을 정돈할 수 있습니다.

도저히 잠을 이룰 수 없다면 수면제를 먹기 전에 허브,

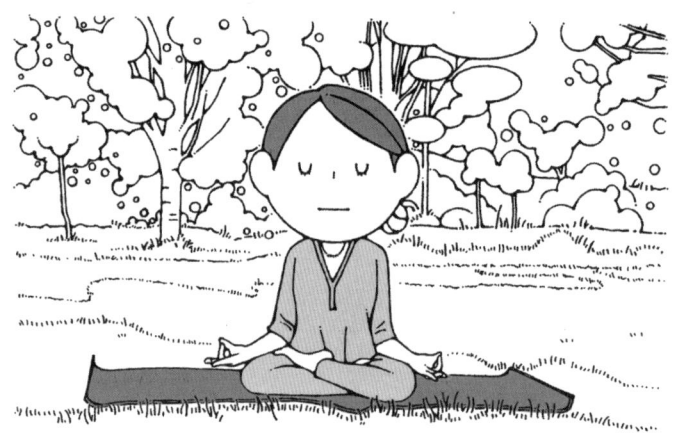

아로마도 활용해 보고 야간에 늘어나는 멜라토닌 호르몬 또는 멜라토닌의 재료를 보충제로 섭취해 봅시다.

낮에 밖에 나가 햇볕을 쬐거나 세로토닌의 재료인 트립토판(아미노산의 일종)을 콩이나 어패류 등으로 섭취하는 것이 최선이지만 긴급하게 멜라토닌이나 세로토닌을 보충해야 할 때는 보충제를 활용해도 괜찮습니다.

일본에서는 멜라토닌(국내에서도 의약품이라 의사의 처방이 필요)이 의약품이어서 의사의 처방으로만 살 수 있지만, 미국 등 외국에서는 보충제로 시판됩니다. 그래서 인터넷이나 자연 식품점, 일부 클리닉 등에서 수입품을 구할 수 있습니다.

■스트레스 저항력을 높이는 보충제

아답토젠이 포함된 식품	아쉬와간다, 홍경천, 홀리 바질
HPA축에 필요한 성분	포스파티딜세린
자연 GABA를 늘리는 식품 또는 성분	캐모마일, L-테아닌, 리튬오로테이트
수면을 돕는 미네랄	마그네슘, 칼륨

*아답토젠(Adaptogen) : 항스트레스성 자연 물질
*감마 아미노뷰티르산(Gamma-aminobutyric acid) : 포유류의 중추신경계에 작용하는 억제성 신경 전달 물질

  선택하기 어렵다면 멜라토닌 보충제를 취급하는 클리닉 등에서 상담하고 선택해도 좋습니다.
  이외에 멜라토닌의 기능에 필요한 비타민 B_6나 마그네슘 등을 잘 보충하는 것도 중요합니다.

  이런 영양소는 어패류, 콩, 바나나 등에 포함되어 있으며 보충제로도 섭취할 수 있습니다.
  그러나 어쨌든 멜라토닌 등을 보충제로 섭취하는 것은 긴급할 때만 쓰는 방법이고 평소에는 생활과 식단을 개선하여 수면을 촉진하는 것이 기본이라는 것을 잊지 맙시다.

☞ 잠자리에 들기 1시간 전에 입욕하여 체온을 올리면 잠이 잘 온다.
☞ 손톱 비비기, 온랭 샤워, 건포마찰 등도 숙면에 도움이 된다.

좋아하는 일을 하며 옥시토신을 분비시키자

스트레스에 관한 이야기를 맺으며 마지막으로 '옥시토신'을 언급하려 합니다.

옥시토신은 뇌의 시상하부에서 만들어져 그 밑에 있는 하수체로 운반된 다음 혈액으로 들어가는 호르몬으로, 명상하거나 남을 위해 기도하거나 좋아하는 일을 하면서 행복감을 느낄 때 분비량이 늘어납니다.

그래서 '행복 호르몬'으로 불리는데 실제로도 스트레스를 완화하고 불안과 공포심을 줄이는 작용이 있습니다. 그뿐만 아니라 면역력을 높이거나 통증을 억제하거나 심장 기능을 강화하거나 염증을 억제하는 작용도 있는 것으로 알려져 있습니다.

앞서 말한 스트레스 대책이나 방금까지 설명한 다양한 문제의 대책을 당장 실천할 수 없는 사람도 있을 것입니다. 그럴 때는 '내가 좋아하는 일'을 해서 옥시토신 분비량을 늘려 보세요. 그렇게만 해도 문제가 개선될 수 있습니다.

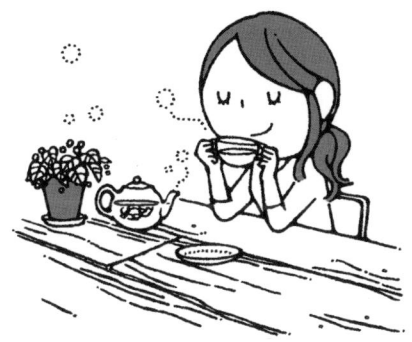

그러니 '방법이 전혀 없다' '아무것도 못 하겠다'라는 사람은 자신이 무엇을 좋아하는지 생각해 봅시다.

만성 염증 등 만성적인 신체 문제는 원인 불명일 때가 많고 나중에 원인을 알고 나서도 놀랄 만큼 사소한 데서 비롯되었으므로 허탈할 때가 많습니다. 그러므로 계속 의심하면서 찾지 않으면 원인이 보이지 않습니다.

의사 중에도 그렇게 면밀하게 관찰하는 사람은 많지 않습니다. 그러므로 스스로 자신의 주치의가 되어 원인을 찾고 가능한 대책부터 실천하는 것이 최선입니다.

☞ 옥시토신은 스트레스를 완화하고 불안과 공포심을 줄이는 호르몬이다.
☞ 좋아하는 일을 하기만 해도 옥시토신 분비량이 늘어난다.

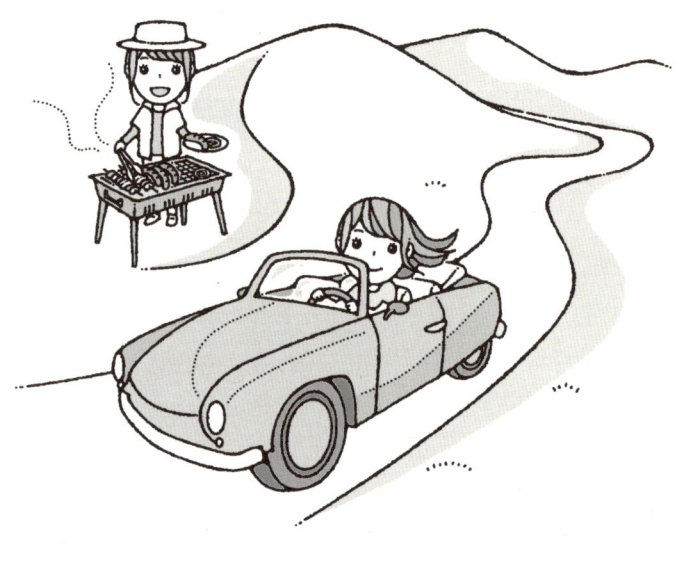

만성 염증을 개선하려면

 만성 염증을 근본적으로 치료하려면 일단 그 원인을 찾고 대책을 하나씩 실행하며 진짜 문제를 서서히 개선해야 합니다.
 국소에 염증이 발생했을 때도 원인부터 제거하고 대책을 실행하여 염증을 개선하는 것이 중요합니다.
 상인두에 염증이 있는 사람을 예로 들어 보겠습니다. 만약 알레르기나 유제품 섭취 때문에 코가 늘 막혀 있거나 원래 입으로 호흡하는 습관이 있는 등 구강 내 환경이 나쁘다면 먼저 입 호흡을 방지하고 양치, 상인두 찰과 요법, 코 세척 등 구강 관리를 합니다. 동시에 알레르기 식품을 피하는 등 식생활을 개선하여 염증을 가라앉힙니다.

장(腸)에 염증이 있는 사람이라면 원인이 되는 식품을 피하고 약을 줄이고 배변 리듬을 정비하고 장 회복에 도움이 되는 식품을 섭취하며 수면 및 생활 습관을 개선하여 자율 신경을 정돈합니다.

그리고 뇌에 염증이 있는 사람이라면 만성 염증이 있었던 부위의 염증 원인을 찾아 개선책을 하나씩 실행합니다. 또 뇌에 염증을 일으키는 디지털 독 즉 전자파를 발생시키는 스마트폰과 PC 사용 시간을 줄이고 심호흡과 숙면으로 미주 신경의 기능을 강화하는 동시에 뇌 혈류를 원활하게 합니다.

☞ 만성 염증을 근본적으로 치료하려면 먼저 원인을 찾고 그 원인을 하나씩 제거해야 한다.
☞ 장, 상인두, 뇌 등 염증 부위에 따라 식사법과 생활 습관의 개선 방식이 달라진다.

■미주 신경을 지원하는 방법

미주 신경에 관한 요법	긍정적인 생각
	장 손상 줄이기 ● 소화 안 되는 음식 줄이기 ● 가공식품, 초가공식품 줄이기 ● 항생제 최소화하기 ● 제산제 끊기
	온랭 샤워
	손톱 비비기, 정혈(井穴) 자극
	미주 신경 자극 요법 ● 아이우베 체조 ● EAT(上咽頭擦過療法) ● 다양한 기구
	마사지, 침구
	요가, 태극권
	심호흡, 명상
	칸나비디올(CBD)

■전신의 염증 억제에 도움이 되는 보충제

플라보노이드 포함 식품 및 유사 성분	레스베라트롤, 강황, 퀘르세틴, 녹차 진액
프로스타글란딘 생성을 조정하는 성분 및 식품	EPA/DHA, 아마씨유, 올리브유
항산화 작용을 하는 성분	글루타티온, NAC, 알파리포산
제어성 T세포를 조정하는 성분	단쇄 지방산, 비타민 D
간의 생체 반응을 돕는 성분 및 식품	밀크씨슬, 프리바이오틱스, 설포라판

■면역을 돕는 보충제

미량 영양소	비타민 A, C, D, E, K, 아연, 비타민 B, 철, 동
점막 보강	비타민 A, C, D, E, NAC, 글루타티온, 항산화 물질
혈액 뇌 관문 보강	커큐민, 카테킨, 루테인, 레스베라트롤, NAC, 글루타티온
장내 세균 보강	단쇄 지방산, 섬유질, 프로바이오틱스
장(腸) 장벽 보강	L 글루타민, 아연, 감초, 감마오리자놀
느릅나무	마시멜로 모양 뿌리 추출물
NK세포, T세포 보강	에키나세아, 레몬밤, 잎새버섯, 베타글루칸
B세포 보강	포도씨 추출물, 녹차 진액, 레스베라트롤

제5장

몸에 맞는 식단으로
다양한 문제를 개선한다

다양한 식단

요즘 TV와 잡지에 건강법 중에서도 음식에 관한 건강법이 자주 소개됩니다. 저도 강연회 등에서 '무엇을 먹으면 좋을까요?' '어떤 식사법이 가장 좋습니까?'라는 질문을 자주 받습니다.

앞에서는 어떤 식단이 만성 염증을 유발하는지 설명했는데, 여기서는 더 건강하게 살기 위한 식단을 상세히 소개하려 합니다.

일단 여러분도 들어 봤을 법한 건강 식단부터 소개하겠습니다.

대표적인 것이 당질 제한식, 케톤식, 현미식, 채식(비건, 마크로비오틱 등)이고 그 외에도 팔레오 다이어트(국내에서는 '구석기 다이어트'로 통칭), 포드맵 다이어트, 글루텐 카제인 프리 다이어트, 파인골드 다이어트 등이 있습니다. 이중 들어 본 이름도 꽤 있을 것입니다.

이런 식단을 실천하여 다양한 문제를 개선하고 암 등 병을 치료했다는 이야기를 들으며 '나와 비슷한 증상과 병을 치료했다고 하니 나도 시도해 보자'라고 생각한 사람이 많을 것입니다. 또, 병에 걸린 가족을 돕고 싶어서 식단을 열

■ 다양한 식단

당질 제한식	당질 섭취를 제한하는 식단 (자세한 사항은 본문 참조)
케톤식	에너지원으로 주로 기름(지질, 지방)을 이용하는 식단으로 뇌전증 등 치료에 효과적, 당질 제한식과 혼동하기 쉽지만 별개임 (자세한 사항은 본문 참조)
현미 채식	현미, 채소로만 이루어진 식단, '마크로비오틱'으로 불리기도 함
채식주의 (베지테리언 식사)	채소, 과일, 콩, 견과 등 식물성 식재료로 이루어진 식단, 종류가 다양함 (179페이지 참조)
팔레오 다이어트	당질 제한식과 비슷해 보이나 기본적으로 원시인이 먹었던 음식 (육류, 생선, 품종을 개량하지 않은 과일, 채소) 으로 이루어진 식단
포드맵(FODMAP) 다이어트	탄수화물 중 발효되기 쉬워 가스를 잘 만드는 탄수화물을 배제한 식단
글루텐 프리, 카제인 프리 다이어트	밀가루 제품, 우유, 유제품을 배제한 식단
파인골드(Feingold) 다이어트	살리실산염(식물 호르몬의 일종), 합성 착색료, 합성 향료 등 식품 첨가물을 배제한 식단

심히 공부하는 사람도 있을 것입니다.

우선 167페이지에 각각의 식단을 간단히 정리해 두었으니 참고 바랍니다.

여기서는 특히 당질 제한식과 케톤식, 현미 채식을 조금 더 자세히 설명하겠습니다. 또한 채식주의에 관해서도 해설하겠습니다.

☞ 건강법 중에는 음식에 관한 것이 특히 많다.
☞ 강연회 등에서도 음식에 관한 질문이 많이 나온다.

케톤식과 당질 제한식은 다르다

당질 제한식이 요즘 뜨거운 화제입니다. 당질이 인류의 적이라도 되는 것처럼 말하는 사람도 많습니다.

같은 당질 제한식이라 해도 제한이 느슨한 것에서 엄격한 것까지 범주가 다양한데, 그중에는 설탕과 과자는 물론 빵, 밥, 가락국수, 메밀국수, 심지어 감자, 당근, 연근 등 뿌리채소까지 '당질 식품이라 먹지 않는다'라며 거부하는 극단적인 유형도 있습니다.

당질을 먹지 않으므로 당연히 혈당은 내려갈 것입니다.

당을 세포 속으로 보내기 위한 인슐린도 적게 소모되므로 당 대사의 부담은 확실히 줄어듭니다.

다만 일반적인 당질 제한식에서는 '고기는 아무리 먹어도 괜찮다' '단백질 식품은 살코기든 튀김이든 소시지든 종류와 관계없이 설탕만 쓰지 않으면 마음껏 먹어도 된다'라고 생각하니 주의해야 합니다. 이런 생각 탓에 소화가 부담스럽거나 몸에 해로운 식품을 섭취할 우려가 있기 때문입니다.

엄밀한 당질 제한식을 실천하면 당질에서 에너지를 얻지 못하므로 지방을 분해했을 때 생기는 케톤체(아세트산, 오메가 하이드록시산, 아세톤 등 지방 분해 산물의 총칭)를 에너지원으로 쓰게 됩니다. 예전에는 뇌의 에너지원이 당질뿐이라고 생각했지만 실제로는 이 케톤체도 에너지원으로 쓰인다고 합니다.

당질 제한의 결과 케톤체가 에너지원으로 쓰인다고 하여 당질 제한식을 '케톤식'으로도 부르는 사람들도 있습니다. 그러나 '케톤식'은 예전부터 따로 있었습니다. 진짜 케톤식은 뇌전증 치료 등에 처방되는 식단으로 뇌의 염증을 억제하기 위해 당질 섭취를 정해진 비율로 제한하고 지방을 주로 섭취하여 에너지원인 케톤체를 많이 생성하도록 하는 것인데, 건강에 다양한 피해를 줄 수 있어서 꼼꼼하게 지켜보며 실시해야 합니다.

전형적인 케톤식에서는 에너지원의 75~80%를 지질로, 10~15%를 단백질로, 5~10%를 탄수화물로 섭취합니다. 일반적인 식사에서 이상적으로 꼽히는 에너지원 비율이 지질 30%, 단백질 20%, 탄수화물 50%인 것을 생각하면 케톤식의 지질 비중이 얼마나 높은지 알 수 있습니다(아래 그림 참조).

그래도 뇌전증이 있는 사람은 몸에 당이 들어오면 자극을 받아 신경 억제제가 듣지 않으므로 어쩔 수 없이 체내의 당 비율을 제한해야 합니다. 그 방법이 바로 케톤식입니다.

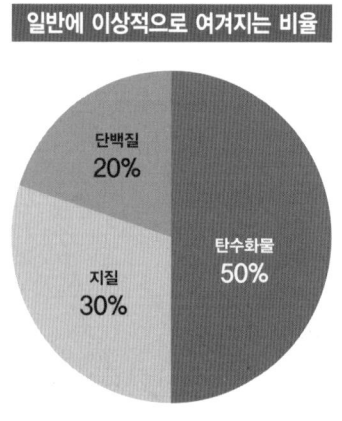

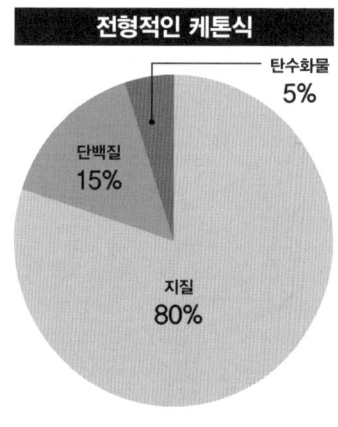

따라서 요즘 화제가 되는 당질 제한식은 이 케톤식과는 목적도 내용도 달라서 '아연 케톤식' 혹은 '변화형 케톤식'으로 불립니다. 전형적인 케톤식과는 다른 특수한 케톤식이라는 뜻입니다.

또, 당질 제한식은 당질을 먹지 않는 것이 목적이므로 케톤식과는 달리 지질뿐만 아니라 단백질을 많이 섭취하는 것이 일반적입니다. 결과적으로 케톤체가 많이 생성되는 점은 같지만 본질적으로는 다르다고 할 수 있습니다.

☞ 진짜 케톤식은 뇌전증 치료 등에 쓰이는 식단이다.
☞ 당질 제한식은 '아연 케톤식'으로 불린다.

당질을 극단적으로 제한하면 건강을 해칠 수 있다

'당질 제한식이 정말로 몸에 좋은지' '어떤 사람에게 적합한지' 궁금해하는 사람이 많을 것입니다. 실제로 사람에 따라, 또 방식에 따라 당질 제한식으로 건강을 회복하는 사람이 많습니다. 원래 당질을 과도하게 섭취했던 사람이 당질을 느슨하게 제한하고 설탕을 좀 더 엄격히 제한한다면 몸 상태가 개선될 가능성이 큽니다.

당질 처리에 이미 문제가 생긴 당뇨병이나 경계성 당뇨병 환자 중에는 현미만 먹어도 급격히 혈당이 오르는 사람이 있습니다. 그런 사람도 당질 제한식에 가까운 식단으로 당질 섭취 방식을 조절하는 것이 효과적입니다.

그러나 건강한 사람에게 당질을 엄격히 제한하라고 권하는 것은 극단적이고 잘못된 일입니다. 어떤 당질이든 대량의 백설탕처럼 악질이라고 단정하는 것도 오류입니다.

당질을 극단적으로 제한하다가 몸을 망치는 사람도 있습니다. 단백질, 특히 고기를 잘 소화하지 못하는 사람은 당질 제한식(고단백질 식단)을 실천하다가 체내 미소화 물질이 늘어날 위험이 큽니다. 음식을 소화하려면 에너지가 필요한데, 당질을 섭취하지 않으면 그럴 에너지가 없어 오히려 염증이 발생할 수 있는 것입니다.

또 당질 제한식은 혈당을 내리는 효과는 있지만, 다른 병에는 악영향을 끼칠 수 있습니다. 실제로 당질 제한식을 계속하다가 동맥경화가 진행된 환자도 있었습니다. 당질 제한식이 모든 사람에게 적합하지는 않다는 사실, 방식에 따라 몸에 해로울 수도 있다는 사실을 잊으면 안 됩니다.

당연한 말이지만 오직 당질만 섭취하면 비만이나 영양

장애가 발생합니다. 옛날 사람들은 섭취하는 영양소 중 당질(대부분 밥과 채소)의 비중이 매우 높았으나 운동량이 지금과는 비교되지 않을 만큼 많았습니다. 게다가 식이섬유도 많이 섭취했고 채소도 지금보다 훨씬 영양이 풍부했으므로 그런 식단으로도 문제가 없었습니다. 어차피 고기와 생선을 입수하기가 어려웠을 테니 다행한 일입니다.

현대 문명 사회에 사는 우리는 옛날 사람들보다 운동을 훨씬 덜 합니다. 그런데도 당질을 옛날 사람들만큼 섭취하면 어떻게 될까요? 운동량에 비해 당질을 너무 많이 섭취하는 사람이 많을 텐데 그런 사람에게는 당질 제한이 적합할 것입니다.

그러나 모든 당질을 제한하는 것은 좋지 않습니다.

당질(탄수화물)에도 다양한 종류가 있기 때문입니다.

'밥 한 공기(의 열량)는 각설탕 ○개에 해당한다'라는 식으로 당질의 양을 표시할 때가 많습니다. 그러나 각설탕(수크로스)과 밥(전분)의 당질은 그렇게 단순히 비교할 수 없습니다.

각설탕의 재료인 백설탕은 염증을 일으키는 대표적 물질로 해로운 최종 당화 산물을 생성하는 데다 혈당치를 급격히 올리는 등 수많은 폐해를 끼칩니다. 그 외에도 콘시

럽 등 액상 과당과 인공 감미료 같은 당질은 최대한 제한하는 것이 좋습니다.

한편, 감자 등 뿌리채소와 밥은 당연히 과식하면 비만이 생기겠지만, 무리 없이 흡수되는 에너지원으로 백설탕만큼 급격히 혈당치를 올리지 않습니다. 게다가 미량 영양소도 풍부하니 과식하지 않도록 주의하면서 적당량을 섭취하면 건강 유지에 도움이 됩니다.

예를 들어 세로토닌, 멜라토닌을 만들고 몸을 해독하는 데 필요한 비타민 B_6는 대부분 곡물로 섭취됩니다. 따라서 곡물을 전혀 먹지 않으면 정신적으로 불안정해지거나 불면증이 생길 수 있습니다.

☞ 당질 제한이 적합한 사람도 있고 부적합한 사람도 있다.
☞ 모든 당질을 일률적으로 제한하는 것은 좋지 않다.

극단적인 당질 제한은
근육 감소, 불면증, 우울증을 초래한다

당질을 섭취했을 때 분비되는 인슐린은 근육 속에 아미노산(특히 근육의 에너지가 되는 가지 사슬 아미노산)을 운반하는 역할도 합니다.

그런데 당질을 극단적으로 제한하면 인슐린이 분비되지 않으므로 근육이 에너지를 받아들이지 못해 점점 가늘어집니다.

육류 등 단백질을 많이 섭취하는데도 영양소가 전달되지 않아 근육이 줄어드는 사태가 벌어지는 것입니다.

그렇지 않아도 당질을 제한하느라 전체 식사량이 줄어드니 특히 고령자는 살이 전체적으로 빠질 수 있습니다.

아동도 마찬가지입니다. 아동은 주로 당질로 에너지를 만들어 내는 해당계(解糖系)에서 에너지 대사가 이루어지므로 당질이 꼭 필요합니다. 뇌전증 환자 등 특별한 경우를 제외하고 아동은 절대 당질을 극단적으로 제한해서는 안 됩니다. 당질 제한 때문에 1년에 키가 1cm도 크지 않았던 아이도 있습니다.

물론 질 좋은 당질을 섭취하려고 노력하는 것은 좋지만, 극단적인 당질 제한은 뇌 전달 물질의 작용에도 나쁜 영향을 미칩니다.

극단적인 당질 제한 때문에 근육으로 가야 할 아미노산이 뇌로 가 버리면 본래 세로토닌을 합성하는 데 쓰여야 할 다른 아미노산이 뇌에 들어오지 못하게 됩니다. 그 결과 세로토닌이 부족해져 정신적으로 불안정해지거나 우울증이 생길 수 있습니다.

당뇨병이 있는 사람은 당질 제한으로 혈당치를 낮춰야 하겠지만 이때도 주의할 점이 있습니다.
혈당 강하제나 인슐린 등을 쓰는 사람이 부주의하게 당질 섭취를 제한하면 오히려 저혈압을 일으킬 수 있다는 것입니다. 따라서 당질을 제한하고 싶다면 반드시 의사와 먼저 상담해야 합니다.

☞ 당질을 극단적으로 제한하면 근육이 에너지를 받아들이지 못해서 점점 약해진다.
☞ 뇌전증 등 특별한 경우를 제외하고 아동에게 극단적인 당질 제한을 시켜서는 안 된다.

현미는 영양이 풍부하지만 잘못 섭취하면 해롭다

현미식은 옛날부터 인기를 끄는 식단입니다. 현미가 백미보다 영양이 풍부하기 때문입니다. 특히 비타민 B군, 비타민 E, 단백질, 식이섬유 등이 백미보다 훨씬 풍부합니다. 그래서 영양 보급에는 적합하지만, 소화가 잘 안 된다는 것이 단점입니다.

특히 현대인의 위장은 대체로 약해져 있어서 주의할 필요가 있습니다.

따라서 현미식은 소화가 잘되도록 하는 것이 중요합니다. 그러려면 현미를 최소한 12시간 물에 불려 발아시킨 뒤 불린 물을 버리고 새로 취사해야 합니다. 이렇게 발아시키면 영양소가 늘어나고 소화도 잘됩니다. 또 현미 등 날것 씨앗에 포함된 아브시스산이라는 효소 저해 효소도 무력화할 수 있습니다.

현미식은 꼭꼭 씹어먹는 것도 중요합니다. 현미가 두툼한 섬유질로 둘러싸여 있어서 안에 든 영양소를 섭취하려면 잘 씹어야 하는 것입니다.

그래서 저는 소화력이 약해진 현대인에게 현미보다 5분도 내지 7분도 쌀과 잡곡을 추천합니다. 백미도 괜찮다고 생각합니다.

현미식으로 바꾼 후 몸 상태가 좋아진 사람은 현미밥을 계속 먹는 게 좋습니다. 그러나 컨디션이 더 나빠진 듯하다면 중단해야 합니다.

우리 병원에도 변비를 치료하려고 현미식을 시작했지만, 변화가 없어서 그만둔 후에 오히려 통변이 좋아졌다는 환자가 있습니다.

현미식이 위장에 부담을 줘서 중단했더니 속이 편해졌다는 환자도 있습니다.

잠시 후 채식을 비롯한 다양한 식단을 소개할 텐데, 유감스럽게도 모든 사람에게 잘 맞는 식단은 존재하지 않습니다.

같은 식단을 도입해도 몸이 개선되는 사람이 있고 오히려 악화하는 사람이 있습니다. 사람과 상황에 따라 제각각 적합한 식단이 따로 있는 것입니다.

그래서 저는 환자에게 어지간히 특수한 사정이 없는 한 영양소를 골고루 포함한 기본적인 식단을 추천하고 과도한 백설탕, 초가공식품, 밀가루, 유제품, 첨가물 등을 피하라고만 지도합니다.

바꿔 말해, 지금까지 이야기한 점에 주의하면서 실시했을 때 자신에게 맞는다고 느낀다면 어떤 식단이든 좋은 식단이라는 뜻입니다.

어쨌든 어느 정도 시행착오를 거치며 맞는 식단을 찾는

수밖에 없습니다.

한동안 실천해 보고 상태가 나빠졌다고 생각되면 쉬거나 조정하거나 다른 식단으로 바꾸어 가며 자신에게 적합한 식단을 찾아 나갑시다.

> ☞ 현미밥을 먹으려면 최소한 12시간 동안 물에 불려 발아시킨 뒤 취사한다.
> ☞ 현대인은 대체로 위장이 약해지고 소화력이 떨어져 있으므로 현미식을 실천하다가 상태가 오히려 나빠질 수 있다.

채식은 과연 건강식인가?

채식이란 채소, 과일, 콩, 견과류 등 식물성 식재료로 이루어진 식단을 말합니다. 그리고 이런 식단을 실천하는 사람을 일반적으로 채식주의자(베지테리언)라고 합니다.

채식한다고 하면 얼핏 건강한 식생활을 영위하는 듯 생각되겠지만 실제로 채식은 영양 부족의 원인이 될 수 있습니다.

잘못된 방식으로 실천하면 다양한 영양 장애를 일으킬 수 있으니 주의할 필요가 있습니다.

채식도 유형이 다양합니다. 대표적인 유형은 다음과 같습니다.

- **비건(Vegan)** : 완전 채식. 달걀, 유제품, 벌꿀을 포함한 동물성 식품을 전혀 먹지 않음.
- **오보 베지테리언(Ovo-Vegetarian)** : 달걀은 먹지만 그 외에는 채식.
- **락토 오보 베지테리언(Lacto-Vegetarian)** : 유제품과 달걀은 먹지만 그 외에는 채식.
- **프루테리언(Fruitarian)** : 건강을 위해서가 아니라 생명을 해치지 않기 위한 채식. 다 익은 과실이나 견과류만 먹음.
- **로푸드 비건(Law-food Vegan)** : 가열하지 않거나 60도 이하로 조리한 채식만 먹음.
- **마크로비오틱(Macrobiotics)** : 현미 채식주의, 가열한 식품을 권장하고 있음.
- **자연 식물식(Wholefoods Plant Based Diet)** : 음식은 통째로 먹는 게 완성도가 높다는 생각으로 과일의 껍질과 씨앗까지 먹음. 단순한 채식보다 영양학적으로 뛰어남.

영양소 중 동물성 식품에만 포함된 것이 있는데, 그중에서도 특히 중요한 것이 비타민 B_{12}와 철입니다. 비타민뿐

■질병을 유발하는 성분과 식품

장(腸)곰팡이, SIBO*

콩, 섬유질

렉틴 과민증

콩, 견과류

가짓과 채소 과민증

가짓과 채소
(토마토, 감자, 고추, 파프리카)

TMAO* 증가

붉은 살코기, 가공육

*소장세균과증식증후군(SIBO, Small Intestinal Bacterial Overgrowth): 대장의 균이 소장 내에서 과증
식하는 질환
*트리메틸아민-N-옥사이드(Trimethylamine-N-Oxide, TMAO): 장내 미생물의 대사 산물

만 아니라 단백질(아미노산) 중에도 거의 동물성 식품에만 포함된 것이 있습니다.

또 앞서 말했듯 영양은 세포 안에 들어 있으므로 섬유를 잘 분해하지 못하는 사람이 식물성 식품만 먹으면 흡수할 수 있는 영양이 줄어들고 오히려 섬유질이 몸에 부담을 줍니다. 땅이 척박해져 요즘 생산되는 채소 자체에 영양이 부족한 것도 문제입니다.

또한 렉틴이 많은 콩이나 알칼로이드(Alkaloid)를 포함한 가짓과(토마토, 감자, 가지 등) 채소처럼 염증을 일으키기 쉬운 채소도 있습니다. 채소가 무조건 다 좋은 게 아니라 일부 체질에 맞지 않는 것도 있으니 주의해야 합니다.

그리고 항생제를 투약하거나 갱년기 등으로 호르몬 균형이 무너지거나 농약이 묻은 음식을 먹어 장에 곰팡이의 일종인 칸디다가 증식한 상태에서 탄수화물과 식이섬유 등 식물성 식품만 먹으면 곰팡이가 더 증식합니다.

곰팡이가 탄수화물과 식이섬유를 먹이로 삼기 때문입니다. 그리고 거듭 말하다시피 뱃속 곰팡이는 만성 염증의 원인이 됩니다.

제5장 몸에 맞는 식단으로 다양한 문제를 개선한다

완전 채식을 계속하면 메티오닌 등 필수 아미노산도 부족해지기 쉽습니다. 메티오닌은 매우 중요한 대사 작용인 메틸화에 꼭 필요한 영양소입니다. 이 작용이 잘 이루어지지 않으면 해독, 세포 분열, 근육 생성에 문제가 생깁니다.

채식주의자 중에는 압도적으로 에너지가 부족한 사람이 많은데 영양이 불량해지면 정신적 균형을 잃고 채식에 점점 더 집착할 위험성도 있습니다. 채식하는 사람에게는 섭식 장애도 종종 일어납니다.

한편, 가열식을 권장하는 마크로비오틱을 실천하는 사람은 동물성 식품에 집착하고 백색 식품만 피하면 된다고

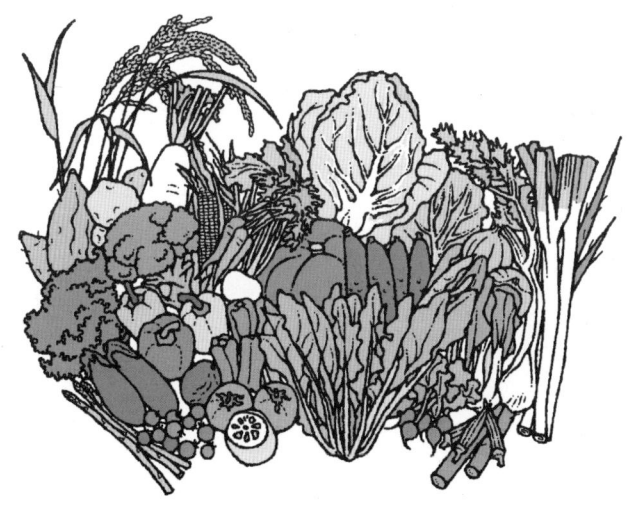

생각하는 탓에 전립분(全粒粉), 흑설탕이나 삼온당(三溫糖)을 넣은 비스킷 등 과자를 과식하기 쉽습니다.

이런 과자는 설탕이나 밀가루 등 염증을 유발하는 성분이 많은 데다 제조 과정에서 최종 당화 산물을 생성하므로 먹을수록 몸에 부담을 줍니다.

채식하면서 글루텐으로 만든 대체육을 자주 먹으면 글루텐 중독(글루텐이 분해되면 모르핀과 유사한 물질이 됨)에 빠져 단맛 음식을 계속 갈구하게 될 수 있습니다. 또, 흑설탕과 전립분을 쓴 과자는 괜찮다고 생각해서 마음껏 먹다가도 글루텐 중독이 생겨 당 대사에 문제가 발생할 수 있습니다.

마크로비오틱은 원래 음양오행, 우주와의 연계 등을 추구하는 정신론이었으나 지금은 생채소나 과일을 먹지 않고 가열한 것만 먹는 식사법이 되었습니다. 그래서 실천하다 보면 효소가 전혀 없는 식품만 섭취할 위험이 있습니다. 그리고 튀김을 많이 먹게 되는 것도 문제입니다.

동물성 식품에는 유방암과 대장암을 유발하는 물질인 '성장 인자'가 포함되어 있습니다. 육류나 가공 육류를 먹으면 니트로사민이라는 발암물질도 생깁니다. 그래서 고기를 과식하여 유방암이나 대장암이 생긴 사람이 채식을 시작하면 처음에는 몸이 가벼워지거나 소화력이 좋아질 수 있습니다. 그러나 약 5년에 걸쳐 비타민 B_{12} 등이 부족해지므로 채식이 장기화하면 영양 부족이 발생합니다.

특히 일반인보다 격렬하게 열량을 소모하는 스포츠 선수 등은 영양을 제대로 섭취하는 게 중요합니다. 또, 성장기에는 성장 호르몬의 재료인 아미노산이 풍부한 고기를 먹어야 합니다.

고기도 당연히 질 좋은 것을 선택해야겠지요.

모든 채식이 똑같은 것은 아닙니다.

자연 식물식처럼 채소나 과일을 통째로 먹는 방식은 영양의 질 측면에서 우수한 식단이라 말할 수도 있습니다.

그래도 지금 우리가 입수할 수 있는 채소 자체의 영양이 부족합니다. 지금의 채소는 미네랄과 미생물이 풍부한 토양에서 좋은 공기와 충분한 햇볕을 쬐고 자라 비타민과 피토케미컬(폴리페놀 등 항산화 물질)이 풍부했던 예전 채소와는 크게 다릅니다.

요즘은 농약이나 화학 비료를 뿌린 척박한 토지에서 키우거나 비닐하우스, 수경 재배 등 햇볕이 부족한 환경에서 키워 영양이 부족한 채소가 대부분입니다. 유해 물질(중

금속이나 화학 물질)이 많은 땅에서 수확한 채소라면 유해 물질이 포함되었을 위험성도 큽니다.

이런 문제가 전혀 없이 원래의 영양가를 풍부하게 함유한 채소를 먹는다면 자연 식물식은 영양 측면에서 뛰어난 방식이라 할 수 있습니다.

어쨌든 엄격한 채식을 고수하다 보면 부족한 영양소가 생기게 마련이니 아미노산 등을 보충제나 슈퍼 푸드로 섭취할 필요가 있습니다.

종교적인 채식은 논점이 조금 다르므로 여기서는 언급하지 않겠습니다.

☞ 채식하면 영양이 부족해지기 쉽다. 뱃속에 곰팡이가 증식할 수도 있다.
☞ 현대의 채소 자체에 영양이 부족한 것도 문제가 된다.

고기 소화 능력이 없어서 채식을 시작하기도

채식주의자가 되려 하지 않았지만 자연스럽게 채식을 시작했다는 사람도 있습니다.

들어 보니 채소와 밥, 절임과 청국장, 두부 된장국만 먹는다고 합니다.

얼핏 건강한 식생활 같지만, 더 자세히 들어 보니 사실은 고기나 튀김을 먹을 때마다 속이 더부룩해지고 음식이 계속 소화되지 않은 채, 뱃속에 남아 있어서 채소만 먹게 되었다는 것입니다.

그런 사람은 위산(胃酸)이 잘 분비되지 않을 가능성이 있습니다.

위산이 과다해서 문제가 되는 사람도 종종 있지만, 40대 이상 중 과반수는 위가 위축되어 위산 분비량이 줄어든 상태입니다. 위산은 강한 산성으로 음식과 함께 들어온 세균이나 독으로부터 몸을 지켜 줍니다. 그래서 위산이 줄어들면 장내 환경도 변합니다.

그 탓에 간혹 잘못된 처방을 받아 제산제를 써서 위산이 더 부족해지는 사람도 있습니다.

위가 위산을 충분히 분비하여 환경을 산성으로 만들면 단백 분해 효소인 펩신과 지질 분해 효소인 리파아제가 활성화됩니다. 그러나 위산이 부족하면 이 성분이 활성화되지 않아 단백질이나 지질이 잘 분해되지 않습니다. 담석증으로 쓸개를 제거하거나 위를 절제한 사람이라면 더 그럴 것입니다.

이런 사람들은 자연스럽게 소화가 잘되는 음식을 찾게 됩니다.

건강을 위해 채식이나 채식에 가까운 식단을 실천하고 있다고 생각할지 몰라도 사실은 위산 부족과 소화력 저하 탓에 고기를 싫어하게 되었을 뿐입니다.

자신의 식생활이나 복약 상황을 돌아보고 소화력에 문제가 있지 않은지 점검해 봅시다.

☞ 위산 과다가 종종 문제가 되지만 위산 부족이 문제인 사람도 많다.
☞ 위산이 부족하면 단백질, 지질이 잘 분해되지 않아 자연스럽게 채소를 선호하게 된다.

제6장

만성 염증의 원인과 진단 그리고 개선 사례

【만성 염증의 원인을 찾고 생활 습관을 바꾸어 증상을 개선한 사례】

●장기적 치과 치료 이후에 생긴 치근 부위의 화농을 없애고 관절 류머티즘을 극적으로 개선한 70대 여성

특별한 기저 질환이 없는 70대 여성이 갑자기 무릎이 아파서 정형외과 치료를 받았습니다. 무릎 통증이 조금 완화되나 했더니 이번에는 손가락과 손목, 어깨가 아프고 관절이 부었습니다. 정형외과 치료가 더이상 효과가 없어서 우리 병원을 찾았고 혈액 검사를 했더니 관절 류머티즘이라는 진단이 나왔습니다.

살펴보니 오른쪽 손가락에 통증이 있었고 손목 부종이 심했으며 변형도 시작된 듯했습니다.

병력을 들어 보니 무릎 통증이 시작되기 한 달 전에 치아에서 고름이 나와 치과 치료를 받았다고 합니다.

그래서 입속을 살펴보니 신경 치료 후 은으로 씌운 치아가 많았습니다. 오른쪽 어금니에서 고름이 나는 상태여서 즉시 은니를 제거하니 치근에 화농이 발생해 있었습니다. 치근을 치료하자 오른쪽 어깨와 손목 통증은 즉시 사라졌

습니다.

그러나 이번에는 왼쪽 어깨가 쑤시기 시작했습니다. 다시 치과 진료를 받았더니 왼쪽 잇몸이 부어 있어서 그 부위도 치료했습니다. 은니를 뺀 자리에는 새살이 차 있었습니다. 왼쪽 어깨도 다음날부터 편해졌습니다.

그러나 아직 염증 반응이 있었고 류머티즘으로 올라갔던 혈액 검사 수치가 떨어지지 않았습니다. 자각 증상은 없었지만, 옛날에 치료한 다른 치아들을 진찰했더니 치근에 화농이 있었습니다. 화농을 전부 치료한 결과 손목과 손가락 부종이 거의 사라졌고 요지부동이었던 류머티즘 인자의 수치도 떨어졌습니다.

이 치료를 진행하는 동안 스테로이드나 면역 억제제는 단 한 번도 쓰지 않았습니다.

> ●만성 상인두염을 개선하여 적응 장애를 극복하고 직장에 복귀한 50대 남성

직장 스트레스가 심해 출근할 때마다 가슴이 두근거리고 두통이 몰려온다는 환자가 있었습니다. 인간관계 스트레스도 심했습니다.

그래서 우리 병원에서 진찰받고 적응 장애로 진단되었습니다.

잘 들어 보니 어릴 때부터 알레르기 비염이 있어 입으로 호흡했다고 합니다. EAT(73페이지 참조)를 실시한 결과 중증 만성 상인두염이 확인되었습니다.

EAT 요법과 자택에서 뿌리는 약, 입 테이프를 처방하니 두통이 개선되었습니다. 적응 장애가 있기 전부터 비 오는 날이나 피곤한 날 발생했던 두통이 사라진 것입니다. 몸도 가벼워지고 마음도 긍정적으로 변했습니다.

직장으로 복귀해도 괜찮겠냐고 물어서 신중히 검토하여 동의했습니다. 다행히 두근거림이나 두통 없이 복귀할 수 있었습니다. 쉽게 피로해지는 증상도 사라졌습니다. 1년이 지난 지금도 문제없이 잘 일하고 있다고 합니다.

●아토피성 피부염을 개선하여 만성 피로를 해결한 40대 남성

어릴 때부터 아토피성 피부염이 있었던 환자입니다. 취업한 후 아토피가 전신에 퍼져서 피부과에서 처방받은 외용 스테로이드를 발랐지만 바르는 동안 호전될 뿐 중단하면 나빠지기를 반복했습니다. 스테로이드를 끊으면 전신

이 진물투성이가 되었고 몸이 늘어지고 종일 피곤했습니다. 밤에는 가려움으로 잠을 못 이루고 아침에는 일어나지 못하는 생활이 반복되어 너무 괴로운 나머지 우리 병원을 찾았습니다.

40대 남자 환자는 식생활에서 현미 채식을 실천하고 있었습니다.

진찰 결과 장 곰팡이가 확인되었으므로 일단 식단과 생활 환경의 곰팡이 대책을 실시하게 했고 외용 스테로이드는 단기간(총 3개월) 적극적으로 외용한 뒤 서서히 이탈하도록 했습니다.

그 후 밤에 잠을 제대로 자고 아침에 편하게 일어나게 되었습니다. 혈당치가 급격히 오르내리지 않게 되어 낮의 졸음이 사라졌고 염증이 개선된 덕분에 몸도 편해졌습니다.

지금도 무리하면 아토피가 재발하지만, 외용 스테로이드를 거의 쓰지 않고 염증을 전반적으로 제어할 수 있게 되었으므로 직장에 복귀하여 일을 다시 시작했습니다.

●곰팡이 핀 집에서 살다가 장에 곰팡이가 생긴 20대 여성

IgA 신증 진단을 받고 만성 상인두염 치료를 진행한 20

대 여성의 사례입니다.

다른 병원에서 EAT를 실시한 결과 신장병이 개선되었고 소변의 잠혈(눈에 보일 정도의 혈액이 섞여 나오는 것)도 사라졌다고 합니다.

그런데 지병이었던 천식이 1년쯤 전부터 증상을 드러내기 시작했습니다. 천식 증상도 만성 상인두염과 관련이 깊어 EAT로 개선할 수 있으므로 EAT를 계속했습니다. 그러나 매주 EAT를 받아도 증상이 나아지지 않았습니다.

만성 상인두염이 다시 심해져서 IgA 신증도 나빠졌을 수 있다는 생각으로 신장 검사를 다시 했으나 이상이 없었습니다. 게다가 그 무렵에는 EAT를 받아도 출혈이 나타나지 않아 상인두염은 나은 것으로 판단되었습니다.

그래서 이 시점에 EAT도 받고 신장 진찰도 받으려고 우리 병원을 찾았습니다.

이야기를 잘 들어 보니 1년 전에 이사했다고 합니다.

새로 들어간 집은 낡았다고 하므로 습기가 많을 듯했습니다. 게다가 환자가 줄곧 가습기를 틀고 있다고 했습니다. 더 들어 보니 남편도 이사한 뒤로 식후에 심한 복부 팽만과 설사가 나타나고 피로가 심해졌다고 합니다.

뱃속에 곰팡이가 번식했을 가능성이 높아 보여 검사한

결과 사실로 확인되었습니다. 그래서 매일 창문을 전부 열고 환기하도록 하고 식생활에서는 설탕과 당질, 가공식품을 줄이고 발효 식품을 너무 많이 섭취하지 않도록 지도했습니다.

그러자 1개월 만에 기침이 낫고 몸 상태도 좋아졌습니다. 남편의 복부 팽만과 설사, 심한 피로감도 개선되었다고 합니다.

EAT라는 치료법으로 증상을 개선했지만 진짜 염증이 장에 있었던 것입니다. 가볍게 생각하기 쉽지만, 주거 환경은 건강에 아주 중요합니다.

● 장의 염증을 개선하여 자폐증을 개선한 5세 남아

3세 때 자폐증 스펙트럼으로 진단받은 아동의 사례입니다. 진찰실에서도 눈을 맞추지 못하고 가만히 앉아 있지 못하며 늘 손을 비볐습니다.

말은 할 수 있지만, 대화가 되지 않았고 계속 혼자 영화 장면을 재현할 뿐이었습니다. 남이 몸을 만지는 것을 무척 싫어해서 진찰에도 저항했습니다.

우선 배를 진찰하니 가스가 빵빵하게 차 있었습니다. 이야기를 들어 보니 배변이 1주일에 한 번 있을까 말까 한 상황이었습니다. 그리고 그때그때 관장으로 겨우 배변을 시킨다고 했습니다.

빵과 아이스크림과 푸딩을 아주 좋아한다기에 일단 빵과 유제품을 끊도록 했습니다. 그 외에 원시 반사(原始反射 : 신생아나 영아기에 나타나는 본능적인 움직임. 적절히 사라지지 않고 남아 있으면 발달에 부정적 영향)를 없애는 자극 요법을 진행했더니 1개월 후부터 배변이 3일에 한 번씩 저절로 이루어지게 되었습니다. 배 마사지를 추가하고 소화를 돕는 효소를 처방하자 2개월째부터는 배변이 이틀이나 하루에 한 번 저절로 나오게 되었습니다.

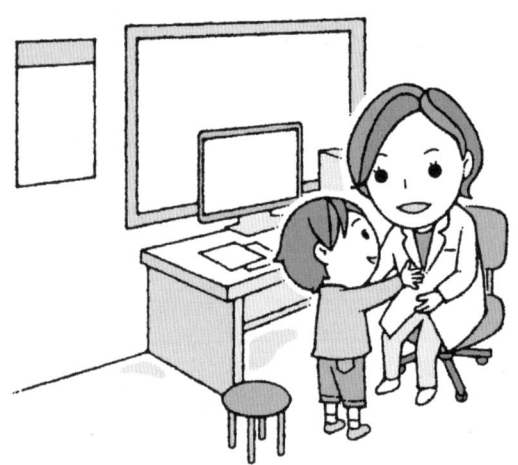

그 후로는 의자에 앉아 진찰을 받게 되었고 제 이름을 부르며 안기기도 했습니다. 손을 비비는 동작도 거의 사라졌습니다.

이후에 다른 치료를 추가하긴 했지만, 장 염증을 개선한 것만으로도 증상이 전반적으로 개선된 사례입니다.

●아연 부족으로 후비루가 나타났던 30대 여성

다른 병원에서 EAT를 1년 가까이 받았으나 약간의 차도가 있을 뿐 후비루가 개선되지 않았던 30대 여성의 사례입니다.

혈액 검사를 했더니 아연이 부족하다는 결과가 나왔습니다.

아연은 체내에서 기능하는 효소 300종 이상을 보조하며 세포 분열이나 위산 분비 등 다양한 작용을 돕는 미네랄입니다. 점막이 약해지는 것을 방지하고 면역력을 유지하는 데에도 중요한 역할을 합니다.

이렇게 설명하며 아연 등 미네랄을 물과 수프로 섭취하는 방법(120페이지 참조)을 지도했더니 후비루가 서서히 개선되었습니다.

염증이 생기면 영양을 소모하거나 잘 흡수하지 못하게 되어 영양 부족이 발생할 수 있습니다. 그래서 염증이 더 심해지고 소화 흡수력이 더 약해지는 악순환이 일어납니다. 게다가 미네랄은 원래 흡수가 잘 안 되는 영양소라서 미네랄 약이나 보충제를 먹어도 별 효과가 없을 때가 많습니다. 또, 영양이 부족한 사람일수록 정제나 보충제를 먹었을 때 속이 울렁거리고 흡수가 잘 안 될 가능성이 높으므로 보충하기가 까다롭습니다.

그러므로 조금 멀리 돌아가는 것처럼 생각되더라도 물이나 수프로 확실히 섭취하는 게 낫습니다.

물론 몸에 잘 맞는 보충제는 사용해도 좋습니다(더 효과적일 수도 있음).

●운동 후의 '단백질 파우더'가 문제였던 70대 여성

피트니스센터에서 매일 30분쯤 운동했던 70대 여성의 사례입니다.

건강해지려고 운동하는데도 왜 그런지 피로가 풀리지 않고 안색이 나빠지고 배 속이 불편해지고 근력도 오히려 떨어지고 있어서 우리 병원을 찾았습니다.

식단이나 생활에 관해 이것저것 물어본 결과 특별한 문제는 없었으나 마음에 걸리는 점이 하나 있었습니다.

그 피트니스센터에서 요즘 노쇠(고령자의 허약 상태) 방지에 효과가 있다며 화제를 모으는 단백질 파우더를 판매한다는 것이었습니다. 단백질 파우더는 단백질을 보급할 목적으로 만들어진 분말 식품으로 대개 물이나 우유에 타서 마십니다.

운동 후 근육의 재료가 되는 단백질을 보급하면 근육 증강에 도움을 주고 노쇠를 예방할 수 있다며 센터에서 강력하게 권하는 듯했습니다.

이 환자뿐만 아니라 다른 환자들도 비슷한 이야기를 종종 하는 것을 보면 요즘 피트니스업계는 운동과 단백질을 한 묶음으로 생각하는 듯합니다. 때로는 너무 강하고 끈질기게 권하다 보니 거절하다가 지쳐서 운동을 그만두었다는 사람이 있을 정도입니다. 의지가 강해 아주 단호하게 거절하는 사람이 아니면 거의 사서 먹을 듯합니다.

그런데 그게 몸에 맞으면 다행이지만 맞지 않는 사람도 있습니다. 이 여성이 그중 하나였습니다.

단백질 파우더에 기재된 성분을 보면 대개 우유의 단백질인 유청이나 대두 단백질이 들어 있습니다. 이런 성분은

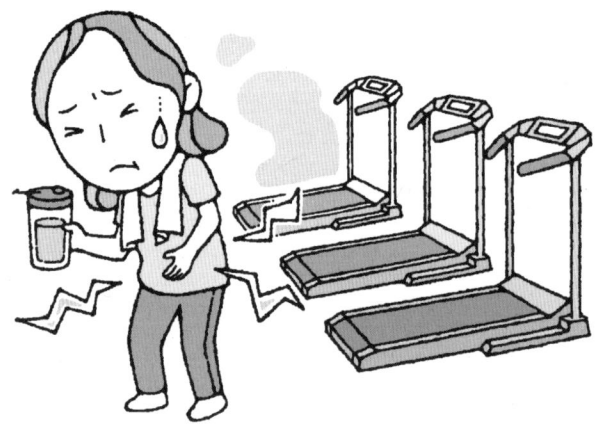

식사 등으로 적당량을 섭취하면 전혀 문제가 되지 않지만, 단백질에 특화된 보충제 형태로 섭취하면 그 양이 상당히 많아져서 이야기가 달라집니다.

단백질은 다른 영양소보다 소화가 어려우므로 그렇게 대량으로 섭취하면 위장에 부담을 줍니다. 건강을 위해 운동하지만 운동하는 동안에는 일시적으로 소화력도 떨어집니다. 격렬한 운동으로 생성된 해로운 활성 산소를 없애는 데 효소가 쓰이기 때문입니다.

운동 직후 소화력이 떨어진 상태에서 단백질을 섭취하면 몸에 점점 부담이 커집니다. 원래 소화력이 약한 사람이나 유청에 불내증(특정 식품에 대한 거부 반응)이 있는 사람은 장에 염증도 생길 것입니다.

환자에게 이렇게 설명하고 단백질을 끊게 했더니 앞에서 말한 증상이 싹 사라졌습니다.

> ● 건강해지려고 먹었던 아몬드가 두통의 원인이었던 40대 여성

원인 불명의 두통이 사라지지 않아 우리 병원을 찾은 40대 여성의 사례입니다. 이야기를 잘 들어 보니 얼마 전 TV 프로그램에서 '하루에 아몬드 8개를 먹으면 좋다'라고 권하기에 그대로 실천하고 있다고 했습니다.

불내증 검사를 해 보니 아몬드에 강한 반응이 나타났습니다. 그래서 아몬드 섭취를 중단하게 했더니 두통이 사라졌습니다.

모두가 건강에 좋다고 말하는 식품이라도 체질에 따라 문제를 일으킬 수 있습니다. '누가 언제 섭취해도 건강에 좋은 식품'이란 세상에 없습니다. 그러니 섭취하면서 자신의 체질이나 현재 몸 상태에 맞는지 잘 판단하는 것이 중요합니다. 이 여성의 사례처럼 아몬드도 알레르기 염증을 일으킬 수 있는 것입니다.

판단하는 방법은 간단합니다. 몸이 언제부터 나빠졌는지 따져 보고 그때 식단에 어떤 음식을 새로 도입했는지

알아내면 됩니다. 설사 건강에 좋은 음식이라도 본인의 몸에는 해가 될 수 있다는 것을 잊지 맙시다.

> ● 자신에게 맞지 않는 소식과 채식으로 우울증이 재발한 30대 여성

우울증으로 오랫동안 고생한 30대 여성의 사례입니다. 다른 병원에서 우울증, 자율 신경 실조증 등 몇 가지 진단을 받고 다양한 치료를 진행했으나 상태가 나아지지 않아서 우리 병원을 찾았습니다.

검사를 해 보니 뱃속에 곰팡이가 있었습니다. 항생제 복용 등으로 장내 세균총이 무너진 데다 질 나쁜 당질을 과다하게 섭취하면서 뱃속에 곰팡이(칸디다 등)가 증식하여 심신에 문제가 생긴 것입니다.

그래서 식생활을 개선하고 뱃속 곰팡이에 효과적인 보충제를 최소한으로 섭취하게 했더니 증상이 거의 개선되었습니다.

덕분에 통원하지 않게 된 후 양호한 상태가 이어질 것으로 기대했는데, 반년 후에 다시 내원했습니다.

'저 나름대로 노력했는데 상태가 다시 나빠졌어요'라는 것이었습니다.

들어 보니 몸이 좋아진 김에 더 건강해지고 싶어서 인터넷에서 건강 정보를 검색하여 소식과 채식을 도입했다고 합니다. 그래서 조식은 건너뛰고 채소를 주로 섭취하고 있었습니다.

과식 탓에 살이 찐 사람이었다면 소식과 채식이 건강에 도움이 되었겠으나 이 환자는 원래 과식하는 사람이 아니었고 체형도 마른 편이었습니다. 그래서 정신 활동, 신경 활동에 꼭 필요한 신경 전달 물질의 재료인 아미노산(단백질의 구성 성분), 대사를 관장하는 효소의 작용에 필요한 비타민과 미네랄이 부족해졌고 그것이 우울증에 나쁜 영향을 끼친 듯했습니다.

뱃속 곰팡이를 없애기 위해 질 나쁜 당질은 피해야 했지만 다른 영양소는 충분히 섭취해야 했으니 소식, 채식이 맞지 않았던 것입니다. 게다가 채식하면서 거의 모든 열량을 식이섬유 등 당질로 채웠으므로 곰팡이의 증식을 부추기는 결과를 낳았습니다.

다시 그렇게 설명하고 원래의 균형 잡힌 식생활로 돌아가게 했더니 1개월 후 거의 모든 증상이 사라지고 다시 건강해졌습니다.

이처럼 건강해지려는 마음이 엉뚱한 결과를 낳아 오히

려 몸을 망치기도 합니다. 상태가 좋아지고 있다면 더 속도를 내려고 다른 무언가를 추가하지 말고 완전히 회복할 때까지 지금의 식단과 생활을 유지하는 게 좋습니다.

식단을 바꾸고 몇 주 사이에 증상이 개선되는 사람도 있지만, 원래부터 장에 문제가 있었던 사람이라면 만성 증상이 사라지는 데 2~3개월은 걸립니다. 나아가 영양 상태가 충분히 회복될 때까지는 반년쯤 걸린다고 보아야 합니다.

모처럼 좋아지기 시작했는데 초조한 마음에 다른 방법을 이것저것 시도하기보다, 효과 있었던 방법을 반년쯤 꾸준히 실천해 봅시다. 반대로 말하자면 2~3개월을 실천했는데도 효과가 없었다면 방법을 바꿔야 한다는 뜻입니다. 만성 염증을 개선하려면 시간을 충분히 들여 느긋하게 기다리는 것도 중요합니다.

● 장 건강을 위해 섭취했던 유제품 탓에 변비로 고생한 60대 여성

오랜 변비 문제로 내원한 60대 여성의 사례입니다.

평소 식생활을 물어보니 장 건강을 위해 유산균 음료나 요구르트를 매일 섭취한다고 했습니다. 변비를 개선할 목적도 있었지만, 유제품이 뼈를 튼튼하게 하는 건강식품이

라고 생각하여 습관적으로 먹었다고 합니다.

그러나 사람의 장은 우유, 유제품에 들어 있는 카제인 등 단백질을 잘 소화하지 못합니다. 특히 우유 단백질의 80%를 차지하는 알파형 카제인을 소화하는 효소가 사람에게는 없습니다. 생우유는 그나마 자체적으로 소화 효소를 함유하고 있지만 시판되는 우유는 살균을 위해 가열하는 과정에서 효소가 전부 파괴된 상태입니다.

이렇게 소화가 어려운 카제인이 든 우유를 습관적으로 마시면 장에 부담을 주고 설사와 변비를 유발합니다. 이 여성도 장 건강을 위해 섭취한 유제품이 오히려 변비를 악화하고 있었습니다.

게다가 유산균 음료 중에는 당분을 다량 포함한 것이 많습니다. 단백질과 당이 결합하면 동맥경화와 노화를 촉진하는 최종 당화 산물도 생성됩니다. 유산균 음료 중에도 최종 당화 산물이 많이 포함된 것이 있으니 주의할 필요가 있습니다. 습관적으로 마시면 동맥경화 등을 촉진할 것입니다.

특히 고령자는 뼈를 보강한다는 생각으로 유제품을 섭취할 때가 많습니다. 그러나 유제품을 많이 먹으면 오히려 뼈에서 칼슘이 빠져나옵니다.

또 동양인은 체질상 유당을 분해하지 못하는 사람이 많으므로 우유, 유제품이 장에 부담을 주기 쉽습니다.

게다가 우유와 유제품의 카제인은 뇌에서 모르핀처럼 작용하여 일종의 중독을 일으키는 물질(엑소르핀)을 생성한다고 합니다. 그래서 끊지 못하고 매일 섭취하게 되는지도 모릅니다.

이 환자도 우유와 유제품을 중단하게 했더니 장이 다시 건강해졌습니다.

●극단적인 당질 제한으로 피로감과 침울함을 느끼던 50대 남성

예전에 살이 쪄서 대사 증후군으로 진단받았던 50대 남성의 사례입니다.

대사 증후군에는 당질 제한이 효과적이라는 말을 듣고 직접 정보를 검색하여 당질 제한을 시작했다고 합니다. 밥과 뿌리채소를 포함한 모든 당질을 끊고 고기를 열심히 먹기 시작한 것입니다. 그 결과 체중은 다소 줄었지만, 매우 쉽게 피로해지고 근육이 감소하고 정신적으로도 침울해지게 되었습니다. 우리 병원에서 내린 진단은 '근감소증'이었습니다.

그래서 극단적인 당질 제한을 중단하고 균형 잡힌 식생활을 회복하게 했더니 염증이 개선되고 몸 상태가 좋아졌습니다. 그 후 적당한 운동을 다시 시작하자 근육이 조금씩 돌아왔고 대사 증후군도 개선되었습니다.

【유해 물질과 스트레스가 다양한 문제를 일으킨 사례】

● 새집 증후군으로 천식이 악화한 30대 여성과 발달 장애가 악화한 4세 남아

말을 거의 못해 자폐증 스펙트럼(대인관계가 어렵고 집착이 강한 발달 장애)으로 진단받은 4세 남아와 그 어머니의 사례입니다.

어머니는 천식 치료도 받고 싶다고 했습니다. 특히 기침이 오래가서 목이 붓고 혀가 얼얼하고 근육이 쉽게 긴장한다고 호소했습니다.

이야기를 들어 보니 주거에서 신축 주택에 살고 있으며 식생활에서는 쿠키, 빵, 라면, 소시지 등 밀가루 식품, 초가공식품, 설탕을 많이 섭취하고 있었습니다. 그래서 우선

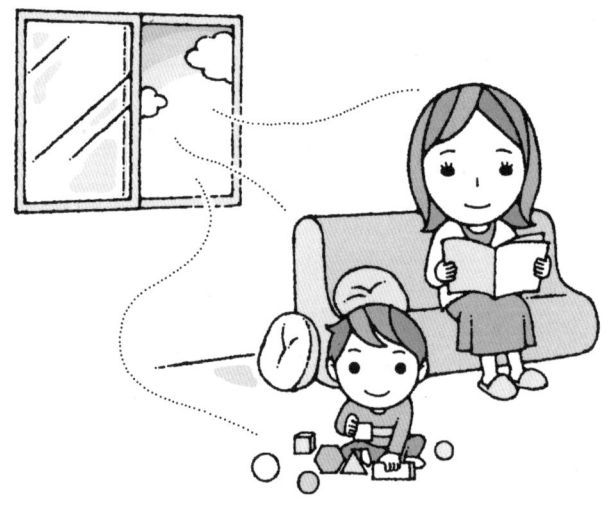

식생활을 개선하게 했더니 아이의 증상이 조금씩 좋아졌습니다.

그리고 어머니에게는 집의 환기를 꼼꼼히 하라고 지도하고 가능하면 본가나 다른 곳에서 잠시 지낼 것을 권유했습니다.

이야기를 나누는 동안 '새집 증후군'이 의심되었기 때문입니다. 새집 증후군이란 건재나 가구 등에 포함된 화학물질에 반응하여 인체가 염증 등 다양한 문제를 일으키는 현상으로 특히 신축 주택에 사는 사람에게 나타나기 쉽습니다.

그래서 실제로 다른 곳에서 잠시 지낸 결과 증상이 대폭 개선되었습니다. 그래서 어머니는 새집 증후군으로 진단했고 아들도 새집 증후군이 자폐증을 부추겨 증상이 심해졌다고 진단했습니다.

이사까지는 권하지 않았으나 환자 본인이 결정하여 낡은 집으로 이사했습니다. 그 후 어머니는 새집 증후군이 극적으로 개선되었고 아들은 또래와 거의 비슷한 정도로 말할 수 있게 되었으며 이후로도 별다른 문제 없이 성장하게 되었습니다.

그런데 이번에는 어머니의 천식이 낡은 집의 곰팡이 때문에 재발했습니다. 그래도 다행히 환기를 꼼꼼히 하고 EAT를 실시하여 증상을 개선할 수 있었습니다.

따라서 주거를 선택할 때는 새집 증후군이나 집 곰팡이가 없는지, 동네 공장의 배수로 토양이 오염되지는 않았는지, 근처에 고압 전선은 없는지, 소음이나 진동이 심하지 않은지 꼼꼼히 조사해야 합니다.

- ●식단이 스트레스의 원인이었던 50대 여성

자궁암이 발견되어 식생활을 개선하고 싶다며 내원한

매우 성실한 환자의 사례입니다. 그래서 설탕, 유제품, 가공식품을 피하고 최대한 수제 요리를 먹고 균형 잡힌 식사를 하라고 일반적인 주의 사항을 전달했습니다.

그런데 워낙 성실하고 스트레스를 잘 받는 성격이라 이것저것 신경 쓰느라 혼란스러워져 나중에는 도무지 무엇을 먹어야 할지 모르는 지경이 되었다고 합니다.

모든 식재료에 의문을 품게 되자 불안감이 커져서 이전부터 있었던 불면증도 더 나빠졌습니다. 그 사실을 알고 이 환자에게만은 식사 제한을 다 풀기로 했습니다.

처음에는 불안했지만 원래 폭음하거나 폭식하는 사람도 아니었고 과자만 먹고 살 것 같지도 않았기 때문입니다. 자궁암이 생긴 것도 늘 과로한 데다가 너무 오래 앉아 있어서 몸이 차가워진 탓이었습니다.

식단을 예민하게 실천하느라 오히려 교감 신경이 과하게 긴장한다고 판단되었으므로 먹고 싶은 대로 먹으면 된다고 처방했습니다. 그랬더니 오히려 몸이 더 건강해졌습니다. 그래서 안심하고 수술받은 뒤 지금도 건강하게 지내고 있습니다.

식사 때문에 염증이 생기는 사람이 있는가 하면 이처럼 스트레스 때문에 염증이 생기는 사람도 있습니다.

● 상사와 반려자가 주는 스트레스가 원인이었던 50대 남성

　자신을 눈엣가시로 여기는 직장 상사 때문에 출근하려 할 때마다 두통, 발열, 구역질이 일어났던 환자의 사례입니다. 한창 힘들 때 내원하였으므로 일을 쉬라고 제안했지만 당장은 쉴 수 없다고 했습니다.
　상인두염 검사에서 양성이 나와서 EAT를 실시한 결과 두통, 발열, 구역질은 나아졌습니다.
　그 후 일을 쉬게 되었지만, 이번에는 몸이 늘어지고 기

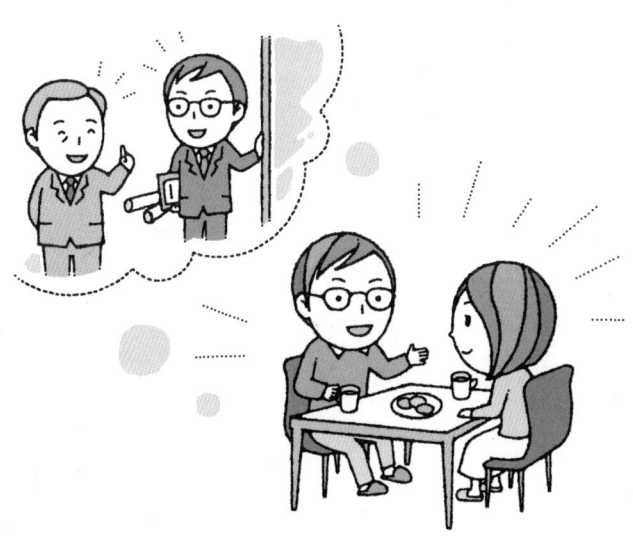

분이 침울해졌습니다. 다시 이야기를 들어 보니 집에서 쉬고 있으면 부인에게 자꾸 질책당한다는 것이었습니다. 그래서 부부 관계 개선 대책을 지도하고, 부인의 질책을 피하기 위해 다시 나가서 일할 것을 권했습니다.

이럴 때 대처법은 사람마다 다릅니다. 부인이 협조적이라면 진료에 동행하게 하여 도움을 받도록 합니다. 그러나 이 환자에게는 생각을 전환하여 부인이 알아주기를 기대하지 않는 게 낫다고 조언했습니다.

그 결과 회사에 출근해도 이전 같은 증상이 나타나지 않았고 부부 관계도 개선되었습니다.

스트레스의 원인을 곧바로 배제할 수 있는 사람은 별로 없습니다. 그러므로 일단은 몸 상태를 최대한 정돈하고 생각을 전환해야 합니다. 그것이 심신의 건강을 향한 첫걸음입니다.

● 생각을 전환하여 직장 스트레스에 대처한 40대 남성

두통과 현기증, 속쓰림, 구역질 등으로 괴로워하던 40대 남성의 사례입니다.

여러 병원에서 검사를 받아도 이상이 없다는 결과만 나

온다며 우리 병원을 찾았습니다. 다른 병원에서 준 위장약을 먹으면 잠시 속이 편해지는 기분이 들지만 결국 증상이 다시 나타난다고 했습니다.

증상이 나타나기 전에 보통 어떤 일이 있느냐고 물었더니 동료 중에 태도가 나빠 인사도 하지 않고 업무 연락도 메모로 끝내는 사람이 있는데 연상인 본인이 신경을 써서 말을 걸어도 싫은 티만 낸다고 했습니다. 1년 동안 계속 그러다 보니 나중에는 신체 증상이 나타난 것입니다.

이야기를 들어 보니 그 사람은 직장 밖에서도 태도가 똑같다고 했습니다. 그래서 "환자분은 잘못이 없습니다. 친절하게 대하는 건 잘못이 아니죠. 다만 그 사람으로서는 대화 없이 일하는 게 더 편할 수 있으니 그냥 내버려두세요"라고 조언했습니다.

그러자 환자는 무척 안심했습니다. 그런 뒤 약도 쓰지 않았는데 증상이 깨끗이 사라졌습니다. 예전에 있었던 만성 상인두염이 강한 스트레스로 재발한 상태였지만 그것도 말끔하게 나았습니다. EAT를 실시하면서 사고방식을 바꾸도록 처방했더니 스트레스도 줄어들고 신체 문제도 사라진 것입니다.

● 보충제에 너무 의존하다 다양한 문제를 겪게 된 30대 후반 남성

피로감이 심했고 혈압이 높았으며 수면 부족도 계속되었던 30대 후반 남성의 사례입니다. 이 환자는 영업직이어서 그런 상태로도 거의 매일 밤 술을 마셨습니다. 생활을 개선하지 못하니 그 대신 보충제를 이것저것 많이 먹는다고 했습니다.

보충제를 먹으면 생활을 개선하지 않아도 된다며 안심하는 사람이 많습니다. 그러나 음주와 수면 부족, 흡연까지 그대로 유지한다면 동맥경화가 진행되어 심근 경색(혈류가 갑자기 막혀 심장이 괴사하는 병), 뇌경색(뇌혈관이 막히는 병) 등 중증 뇌 심혈관 장애를 일으킬 위험이 있습니다.

이런 장애가 발생하면 혈관 확장술이나 스텐트 수술(좁아진 혈관을 넓히기 위한 기구를 혈관 내에 삽입하는 수술)을 받게 됩니다. 그리고 재협착을 막기 위한 항혈소판제, 고지혈증 치료제, 몇 종류의 강압제, 부작용을 막기 위한 위장약(제산제)을 먹어야 합니다. 그런데 이 약이 영양 흡수 장애를 일으킵니다.

예를 들어 고지혈증 치료제를 먹으면 에너지를 생산하

는 각종 대사에 필요한 코엔자임 Q10이 부족해집니다. 그러면 체력 저하, 피로, 권태감, 근육 장애, 면역 저하, 거친 피부 등의 증상이 나타납니다.

이 남성도 이 전철을 그대로 밟았습니다. 이런 사람은 반드시 생활을 개선해야 합니다. 보충제나 약에 의존하면 문제가 늘어날 뿐입니다. 심지어 혈관 장애가 재발할 위험도 적지 않습니다.

따라서 일단 생활을 개선하고 약을 줄여야 합니다. 다만 필요한 약도 있으므로 잘 판단하여 줄이는 것이 중요합니다. 이 환자도 보충제를 최소한으로 줄이고 잠을 푹 자고 음주도 최소한으로 줄이게 했더니 훨씬 건강해졌습니다.

보충제는 말 그대로 어디까지나 영양을 보조하는 식품입니다. 그래서 보충제를 먹는 것보다 생활을 개선하는 편이 신체 회복을 촉진하거나 건강을 증진하는 데 훨씬 효과적입니다.

보충제도 식사의 보조 역할로만 활용한다면 충분히 효과를 발휘할 수 있습니다. 다만 시판되는 보충제 중에는 품질이 좋지 않은 것이 많습니다. 그러니 성분, 산지, 제조법 등을 꼼꼼히 살펴보고 신뢰할 수 있는 제품, 자신에게 필요한 제품을 선택합시다.

가벼운 감염증에서 시작된 증상과 약의 악순환

약도 염증과 밀접한 관계가 있습니다. 몸 상태가 오랫동안 나아지지 않으면 사람들은 대개 의료 기관에 가서 약을 처방받습니다. 그런데 그 약이 연쇄적으로 문제를 일으킬 때가 생각보다 많습니다.

전형적인 예를 들어 봅시다.

목에 가벼운 세균 감염증이 생겼다고 합시다. 이럴 때 병원에 가면 항생제를 처방할 것입니다.

항생제로 세균 감염은 치료하더라도 기침이 오랫동안 낫지 않을 수 있습니다. 그러면 아마 내과나 호흡기과, 이비인후과에서 검사를 받을 것입니다.

천식이나 호흡기 질환, 혹시라도 폐암이나 종양이 없는지 혈액 검사와 내시경, CT 등의 화상 검사를 하는 것입니다. 그 결과 이상이 없으면 신체적으로는 문제가 없다는 진단이 나옵니다.

그런데 사실은 이때가 제일 중요합니다. 어떤 병이나 문제는 의사가 일부러 의심하지 않으면 찾기가 어렵기 때문입니다. 게다가 의료보험 적용을 받는 혈액 검사로는 모든 항목을 검사할 수 없고 수치가 검사 기관이 정한 기준 이하이기만 하면 정상이라고 진단되어 버립니다.

균교대(菌交代) 현상이 일어나 예전에 썼던 항생제로는 죽일 수 없는 세균이 증식했거나 세균이 아닌 바이러스, 기생충, 진균(곰팡이)이 증식했을 수도 있으므로 처방된 항생제의 효과가 어느 정도일지 예측하기 어렵습니다. 그런데도 똑같은 항생제가 처방될 때가 많습니다. 심지어 약이 위장을 상하게 한다는 이유로 제산제나 점막 보호제가 함께 처방되기도 합니다.

이런 약을 먹으면 위장 증상, 간장 및 신장 기능 저하, 정신 불안 등 다양한 증상이 나타날 수 있습니다. 설사 자각이 없더라도 장내 환경이 무너져 면역 기능에 이상이 생기기 쉽습니다.

통원하는 동안 감기나 관절통이 새로 나타날지도 모릅니다. 그러면 진통제나 해열제 등 다른 약이 추가될 것입니다.

잠이 안 온다고 호소하면 수면제, 불안하다고 하면 항불안제, 통증이 오래간다고 하면 진통제와 함께 항우울제가 처방됩니다. 저릴 정도로 강한 통증에는 신경의 이온 통로의 작동을 조정하는 진통제가 처방될 수도 있습니다.

어쨌든 이처럼, 통원하는 동안 먹어야 할 약이 점점 늘어나는 일이 매우 흔합니다.

그래도 몸 상태가 나아지지 않으면 '기분 탓입니다' '마음의 병입니다'라며 심료내과(心療內科)나 정신과로 보내서 향정신성 약을 또 추가할지도 모릅니다.

증상과 약의 이런 연쇄가 신체 문제를 장기화하기 쉽다는 사실을 꼭 알아둡시다. 물론 먹어야 할 약을 임의로 끊으면 안 되겠지만 의사와 잘 상담하면서 쓸데없는 약은 최소한으로 줄이거나 끊어야 합니다.

> ☞ 통원하는 동안 약이 점점 늘어나는 일이 흔하다.
> ☞ 의사와 잘 상담하여 쓸데없는 약을 줄이거나 끊어야 한다.

왜 문제가 복잡해질까

앞서 소개한 환자들은 우리 병원에 와서 문제를 해결했습니다. 그러나 일반적으로는 의료 기관에 가도 해결책을 찾지 못하고 원인조차 모르는 채 오히려 문제에 문제가 꼬리를 무는 바람에 오랫동안 고생하는 사람이 많습니다.

왜 그렇게 되는지 설명하겠습니다.

앞서 말했듯 '증상'은 의학적으로 크게 급성과 만성으로 나뉩니다.

몇 분이나 며칠 사이에 상태가 크게 바뀌거나 악화할 수 있는 급성 증상에는 신속한 대처가 필요합니다.

부상이라면 일단 지혈, 소독한 뒤 큰 상처를 틀어막거나 봉합합니다. 출혈이 심하면 수혈하고 약을 써서 혈압을 올립니다. 전신 화상이라면 집중 치료실에서 각종 처치를 진행합니다.

유해 물질을 삼켰다면 즉시 배출하도록 하고 질식할 듯하면 기도를 확보하여 산소를 투입하고 골절했다면 즉시 접골, 고정하거나 수술합니다.

심근 경색이나 뇌경색이라면 막힌 곳을 넓히고 원인이 된 혈전을 약으로 녹입니다. 이렇게 즉시 처치하면 후유증 없이 건강을 회복할 가능성이 높습니다.

이처럼 서양 의학은 고대로부터 꾸준히 발전한 결과 이전에는 살릴 수 없었던 수많은 목숨을 살리고 있습니다.

한편, 만성 증상은 대략 반년 이상 계속되는 증상을 말합니다. 반년 이상이라고는 했지만, 딱히 정해진 기준은 없고 대략 '충분히 개선되지 않거나 개선과 악화를 반복하면서 오래가는 증상'이라고 생각하면 됩니다. 연 단위로 증상이 이어지는 사람도 많습니다.

지금까지 여러 번 말했듯 증상이 이처럼 만성이 되면 의료 기관에 가도 '원인을 알 수 없거나' '원인을 알아도 치료법을 찾을 수 없거나' '처방된 약을 먹어도 차도가 없을 것'입니다.

급성 증상에는 빠르고 정확한 솜씨를 발휘하는 서양 의학이 만성 증상에는 힘을 그다지 발휘하지 못하는 것입니다. 왜일까요?

서양 의학은 인체를 해부하여 자세히 들여다보고 각각의 장기와 세포, 나아가 유전자까지 '하나의 물체'로 취급해 왔기 때문입니다. 사람 전체가 아니라 하나의 장기, 세포, 유전자를 대상으로 삼는 것입니다.

그래서 서양 의학의 약은 좁은 범위를 겨냥합니다.

서양 의학도 최근 들어 장내 세균총(일정한 균형을 유지하는 장내 세균의 집합)을 연구하는 등 장기와 장기, 장기와 전신의 관련에 주목하고는 있습니다. 그러나 전신을 진찰한 역사가 극히 짧아서 아직 갈 길이 한참 멉니다.

오래가는 문제, 즉 만성 증상은 처음에는 급성 증상이 계기가 되어 발생했을지 몰라도 결국은 많은 요인이 겹쳐 만성이 되었을 것입니다.

부위에서 장기로, 장기에서 세포로, 세포에서 분자로 그리고 유전자에 이르기까지 점점 더 작은 대상을 다루는 쪽으로 발전한 서양 의학으로써는 신체를 전체적, 종합적으로 진찰해야 하는 만성 증상이 낯설 수밖에 없습니다.

게다가 현재의 의료 기관은 서양 의학의 사고방식에 기초해 '과별(科別)'로 구성되어 있으므로 만성 증상에 대응하기가 더욱 어렵습니다.

잘 낫지 않는 환자가 최종적으로 찾게 되는 종합병원이나 대학병원은 내과, 외과, 피부과, 산부인과, 비뇨기과 등으로 나뉘고 내과는 다시 소화기내과, 순환기내과, 내분비과, 신장내과, 신경내과, 혈액내과 등으로 자잘하게 나뉩니다.

당연한 말이지만 사람은 하나의 내장만으로는 살 수 없으므로 어떤 병, 어떤 증상이 있든 항상 전신을 진찰하고 진단, 치료할 필요가 있습니다. 부상과는 달리 원인이 다른 곳에 있을 가능성이 크기 때문입니다. 그러나 현재 의료 제도에서는 특정 진료과의 의사가 자기 전문이 아닌 분야를 잘 모르는 것이 일반적입니다.

그래서 전신에 영향을 끼치는 요인 즉 영양 불균형이나

스트레스, 구강 내 문제, 몸의 틀어짐 등은 거의 진단하지 않고 자기 진료과에 관련된 진단만 내리기 쉽습니다. 그래서 환자는 이런저런 진료과에서 진찰받을 때마다 각각 다른 진단을 받으면서 점점 혼란스러워집니다.

이처럼 만성 염증이 일으킨 증상은 여러 요인이 얽혀 있는 데다 여러 진료과에 걸친 문제라서 올바른 대책에 도달하기 어려우므로 치료하기가 까다롭습니다.

☞ 서양 의학은 급성 증상에는 아주 능숙하나 만성 증상에는 정말 서투르다.
☞ 만성 증상은 여러 요인이 겹쳐 있어 올바른 대책에 도달하기 어렵다.

만성 증상을 치료하는 첫 번째 주치의는 자기 자신

그러면 어떻게 해야 할까요? 의료 전문가인 의사조차 의지할 수 없다고 하니 '그럼 어쩌라는 말이냐?'라고 생각할지도 모르겠습니다.

하지만 환자 자신이 만성 염증을 제대로 이해하고 들여

다보면 얽힌 실을 조금씩 풀 수 있습니다. 그렇지 않으면 계속 지엽적 증상과 잡다한 정보에 휘둘려 만성 증상을 극복하기 어려울 것입니다.

서양 의학이 어려워하는 만성 증상을 다룰 첫 번째 주치의는 환자 자신입니다. 의사는 서양 의학의 지식을 갖췄지만 앞서 말했듯 그 지식이 너무 세분되어 있어서 전체를 살펴보지 못하기 때문입니다.

오히려 환자 자신이 '오래가는 문제의 원인은 혹시 이것이 아닐까?'라고 짐작하여 가능한 대책부터 실천하는 게 가장 효과적입니다.

그래서 스스로 원인을 짐작할 수 있도록 제1장에 체크리스트를 실었습니다.

염증도 다양하고 염증의 원인도 다양하지만, 이 책에서는 신체 문제를 일으키는 원인을 염증을 장(腸), 상인두, 구강, 피부, 근골격계, 뇌의 만성 염증으로 나누고 각각의 원인을 영양 장애, 유해 물질, 스트레스로 나누어 정리했습니다.

여기 언급된 염증과 원인은 서로 원인인 동시에 결과로 작용하며 상호 조장하는 악순환을 일으킵니다. 그러므로 체크리스트에서 하나의 사항에만 체크한 사람은 아마 없을 것입니다. 대부분 여러 사항에 체크하기 마련입니다.

그래도 이 체크리스트로 자신의 증상에 관련된 원인과 그중에서도 관련성이 깊은 것이 무엇인지 짐작할 수 있습니다.

그 대처법 중에서 도전할 만한 것을 골라 꼭 실천해 봅시다.

> ☞ 이 책에서는 신체 문제를 일으키는 염증을 장, 상인두, 구강, 피부, 근골격계, 뇌의 만성 염증으로 나누고 그 원인을 영양 장애, 유해 물질, 스트레스로 규정했다.
> ☞ 거의 모든 만성 염증에는 여러 원인이 복잡하게 얽혀 있다.

오래가는 문제를 치료하는 기본 요령

만성적인 신체 문제를 개선하는 요령을 이야기하고 이야기를 마무리하겠습니다.

● **지엽적 증상에 휘둘리지 말고 근본 원인을 보자**

지엽적 증상에 사로잡혀 '아프니까 진통제' '기침이 나니까 기침약' '이 증상에는 이 방법이 좋다니까 한번 해 보자' 라는 식으로 휘둘리면 안 됩니다.

만성 증상은 동시다발적으로 일어나기 쉬운 만큼 과도한 복약이나 그릇된 대책이 합세하여 문제를 더 복잡하게 만들 수 있기 때문입니다.

일단 편해지기 위해 대증 요법(원인이 아니라 증상에 대한 요법)을 써도 괜찮지만, 그것으로 만족하지 말고 근본 원인을 찾아서 대처해야 합니다.

● **아무 데서나 시작해도 괜찮다**

원인을 찾아 대처하고 싶어도 앞서 말했듯 여러 원인이 겹쳐 악순환을 일으키거나 여러 원인이 동시에 얽혀 있을 때는 어디서부터 손을 대야 할지 몰라 곤혹스러워질지 모릅니다.

하지만 사실은 아무 데서나 시작해도 됩니다.

지금까지 언급한 원인은 전부 근본 원인입니다. 관련도는 조금씩 다르겠지만 근본 원인에 작용하는 방법이라면 무엇이든 괜찮습니다.

원인 중 하나를 개선하면 다른 원인에도 좋은 영향이 나타날 것입니다. 식생활 개선이든 스트레스 해소든 할 수 있는 것부터 편하게 시작합시다.

● **정확한 판단을 위해 증상을 기록한다**

효과가 나타나고 있는데도 '좋아지지 않는다' '나빠지기만 한다'라고 말하는 환자가 있습니다. 단기간에 증상을 완전히 없앨 방법을 찾기 때문일 것입니다.

그러나 만성 증상을 치료하려면 '생긴 지 오래된 만큼 시간을 들여 치료한다'라는 마음가짐이 필요합니다.

예를 들어 최초의 증상이 가장 심했을 때를 10단계라고 하고 전혀 증상이 없었을 때를 0단계라고 합시다. 그런데 대책을 실천한 지 1개월 만에 9단계가 되었다면 큰 성과입니다. 그대로 계속하면 1년도 지나기 전에 오래된 증상이 사라질지도 모릅니다. 계속 실천할 만한 가치가 충분하다고 할 수 있습니다.

만성 증상에 오래 시달리다 보면 좋아진 것을 깨닫지 못하고 남아 있는 증상만 의식하는 사람이 의외로 많습니다. '좋아지지 않는다' '효과가 없다'라는 생각이 의욕을 꺾고 스트레스가 되어 증상을 악화시킬 수 있으므로 효과를 제대로 판단하는 것이 매우 중요합니다.

또한, 만약 정말로 효과가 없다면(10단계를 유지하거나

11~12단계로 악화함) 일찌감치 그만두고 더 좋은 방법을 찾아야 합니다. 그러기 위해서라도 꼭 증상을 기록하고 올바른 효과 판정을 하시기 바랍니다.

정기적으로 상태를 점검하며 그때의 자각 증상이 10단계 중 몇 단계인지, 그 외 다른 자각 증상은 없는지 기록합시다. 스스로 내린 진단이어도 괜찮습니다.

안색이 좋아졌다거나 부기가 빠져 얼굴이 갸름해졌다는 등의 외모 변화로 효과를 확인할 수도 있습니다. 내원한 환자의 얼굴을 보고 변화를 지적하면 본인은 전혀 몰랐다며 놀랄 때가 종종 있으니 다른 사람에게 물어봐도 좋을 것입니다.

자기 몸을 의식적으로 관찰하지 않으면 의외로 변화를 알아채지 못할 때가 많습니다.

가장 신경 쓰이는 증상에만 주목하느라 다른 곳이 좋아진 것을 모르기도 합니다.

'나른한 느낌이 사라져 움직이기 편해졌다' '몸이 쉽게 차가워지지 않게 됐다' '아침에 가볍게 일어날 수 있게 됐다' 등도 중요한 변화입니다. 자기 몸을 잘 관찰하기 위해서라도 증상을 기록합시다.

개선된 증상은 특히 잊어버리기 쉬우므로 가장 개선하

고 싶은 증상을 먼저 적고 다른 증상도 함께 적어 두면 잊지 않을 것입니다.

적는 방법은 간단합니다.

예를 들어 순서대로 적어 놓은 증상을 1주일 후에 다음과 같이 평가한다고 합시다.

[자기 평가 기록 사례]

①아침의 이상한 피로, 일어날 수 없음·············· 10 → 10
②졸음······································· 10 → 10
③어깨 통증································· 10 → 8
④두통······································· 10 → 7
⑤짜증······································· 10 → 6
⑥불안감····································· 10 → 8

처음에는 이렇게 모든 증상을 10단계로 설정합니다. 기록은 1~2주에 한 번씩 해도 되고 매일 해도 됩니다.

위의 예에서는 ①과 ②에는 변화가 없지만 ③, ④, ⑤, ⑥이 개선되었습니다. 지금 실천하는 방식이 크게 틀리지 않았다는 뜻이니 추이를 보아 가며 이대로 계속하면 됩니다. 그러면 언젠가 ①과 ②도 개선될 것입니다.

물론 6단계에서 8단계나 9단계로 악화하거나 10단계나 11단계로 급격히 나빠질 수도 있습니다. 그래도 1~2개월 동안 관찰하여 최종적으로 조금이라도 나아졌다면 효과가 있는 것입니다.

☞ 대증 요법에 의존하지 않고 근본 원인을 찾는다(아무 데서나 시작해도 됨).
☞ 자신이 선택한 방법을 실천해도 되지만 효과는 꼭 정기적으로 판단해야 한다.

후기

우리는 눈에 보이는 숫자나 증상이 드러난 부위에만 주목하기 쉽습니다.

그러나 사람은 세포 하나하나로 사는 것이 아니라 많은 세포로 이루어진 뇌 등의 장기, 골격근과 지방, 신경과 혈관, 장기와 피부에 존재하는 상재균, 외기의 산소, 외부에서 들어온 물과 영양 등 수많은 요소가 모여 서로 영향을 주고받는 복잡한 유기체로 살아가고 있습니다.

겉으로 보기에는 한 부위에서만 변화가 일어나는 것 같지만 우리 몸은 하나로 이어져 있습니다. 또, 때때로 우리를 괴롭히는 몸의 증상도 알고 보면 병의 근본 원인을 드러내거나 병을 치료하려는 반응일 뿐입니다.

원인을 진단하지 않고 증상만 억제하는 방식은 그 증상이 만성일수록 치유 효과가 떨어지며 증상 자체를 잘 완화하지도 못합니다.

특히 만성 증상은 몸의 어디까지 퍼져 있는지 판단하기

가 어렵습니다. 최근 장내 세균총이 주목받기 시작하여 장내 환경을 건강하게 유지하려는 사람이 많아지긴 했지만, 뇌에 염증이 있다면 장 환경 개선만으로는 상태가 좀처럼 나아지지 않습니다.

그러니 이 책에 언급된 기준을 참고하여 뇌에 염증이 퍼졌는지 판단하는 것도 도움이 될 것입니다.

문제가 오랜 시간에 걸쳐 진행되었다면 그만큼 긴 시간을 들이고 다양한 접근법을 시도해 보아야 좋아질 수 있습니다.

보충제의 효능에 혹해 자신의 증상에 효과가 있으리라 기대하고 양을 점점 늘려도 아무 소용이 없을지 모릅니다. 과민한 사람은 효과를 보기는커녕 보충제를 아예 먹지 못할 수도 있습니다.

그러므로 진정한 의미에서 근본 원인을 찾고 원인 요소를 하나라도 더 줄이고 자가 치유력을 높이는 치료법을 찾아야 합니다.

요즘 의학계의 상식도 점점 바뀌고 있습니다.

발병 여부에도, 원인으로 여겨지는 물질이나 미생물보다 그 병을 발병하게 만든 사람의 체내 문제가 더 큰 영향을 끼친다고 여겨질 정도입니다.

단순히 부족한 영양을 보충하고 감염원인 미생물을 약으로 죽이고 과도하게 쌓인 물질을 즉시 배출시키는 방식은 만성적 증상이 있는 사람에게는 오히려 부담을 주어 증상을 악화시킬 수 있다는 사실을 잊지 맙시다.

건강 문제로 고민하는 사람들이 하루빨리 괴로운 증상과 병으로부터 해방되기를 바라며 이만 글을 맺습니다.

저자 **우치야마 요코**

참고문헌

《뇌는 어떻게 치유를 하나》 노먼 도이지 지음/타카하시 히로시 옮김 紀伊國屋書店 2016
《빵과 우유는 당장 끊으세요!》 우치야마 요코 지음 마키노출판 2017
《독투성이》 우치야마 요코 지음 評言社 2018
《디지털 독》 우치야마 요코 지음 유사부루 2020
《면역력을 정돈하는 약선 효소 밥》 우치야마 요코 지음 유사부루 2022
《개정증보판 뱃속 곰팡이가 병의 원인이었다》 우치야마 요코 지음 유사부루 2024

- Abe H et al.: CRMP2-binding compound, edonerpic maleate, accelerates motor function recovery from brain damage. Science. 2018, 360(6384): 50-57.
- Ana J. et al.: Physiology of sedentary behavior. Physiol Rev. 2023, 103(4): 2561-2622.
- Babygirijia R et al.: Affiliative behavior attenuates stress responses of GI tract via up-regulating hypothalamic oxytocin expression. Auton Neurosci. 2012, 169, 28-33.
- Banks WA et al.: Lipopolysaccharide-induced blood-brain barrier disruption: role of cyclooxygenase, oxidative stress, neuroinflammation, and elements of the neurovascular unit. J Neuroinflammation. 2015, 12, 223.
- Benett JM et al.: Inflammation-Nature's way to efficiently respond to all types of challenges: Implications for understanding and managing "the epidemic" of chronic diseases. Frontiers in Medicine. 2018, 5 :316.
- Braniste V et al.: The gut microbiota influences blood-brain barrier permeability in mice. Sci. Transl. Med. 2014, 6:263ra158.
- Burini RC et al.: Inflammation, physical activity, and chronic disease: An evolutional perspective. Sports Medicine and Health Science 2. 2020, 1-6.
- Chiu YH et al.: Early changes of anemia phenomenon in male 100-km ultramarathoners. J Chin Med Assoc. 2015, 78(2), 108-113.
- Cirillo G et al.: Vagus nerve stimulation: a personalized therapeutic approach for Crohn's and other inflammatory bowel diseases. Cells. 2022, 11(24):4103.
- Clark A et al.: Exercise-induced stress behavior, gut-microbiota-brain axis and diet: a systematic review for athletes. J Int Soc Sports Nutr. 2016, 13:43.
- Dilger RN et al.: Aging, microglial cell priming, and the discordant central inflammatory response to signals from the peripheral immune system. J Leukoc Biol. 2008, 84(4), 932-939.

- Evelien J et al.: Sedentary behaviour and physical activity are associated with biomarkers of endothelial dysfunction and low-grade inflammation- relevance for (pre)diabetes: The Maastricht Study. 2022, Diabetologia. 65(5): 777-789.
- Ferrucci L et al.: Inflammageing: chronic inflammation in ageing, cardiovascular disease, and frailty. Nat Rev Cardiol. 2018, 15(9):505-522.
- Fiorentino M.et al.:. Blood-brain barrier and intestinal epithelial barrier alterations in autism spectrum disorders. Mol. Autism. 2016, 7:49.
- Jiang P et al.: Geniposidic acid attenuates DSS-induced colitis through inhibiting inflammation and regulating gut microbiota. Phytother Res. 2023, 37(8); 3453-3466.
- Kim K.S. Mechanisms of microbial traversal of the blood-brain barrier. Nat. Rev. Microbiol. 2008, 6:625 - 634.
- Lane MM et al.: Ultra-processed food exposure and adverse health outcomes: umbrella review of epidemiological meta-analysis. BMJ. 2024, 384: e077310.
- Lee SY et al.: Oxytocin protects hippocampal memory and plasticity from uncontrollable stress. Sci Rep. 2015,5,18540.
- Li Y et al.: The promoting effects of geniposidic acid aucubin in Eucommia ulmoides oliver leaves on collagen synthesis. Bio Pharm Bull. 1998, 21(12): 1306-10.
- Li Z et al.: Chronic inflammation links cancer and Parkinson's disease. Front Aging Neurosci. 2016, 8,126.
- Lochhead J.J. et al.: Hypoxic stress and inflammatory pain disrupt blood-brain barrier tight junctions: Implications for drug delivery to the central nervous system. AAPSJ. 2017,19:910-920.
- Louveau A et al.: Structural and functional features of central nervous system lymphatic vessesls. Nature. 2015, 523: 337-341.
- MacPherson H et al.: Acupuncture and counselling for depression in primary care: randomized controlled trial. PLoS Med. 2013, 10(9): e1001518.
- Maes M.et al.: The gut-brain barrier in major depression: Intestinal mucosal dysfunction with an increased translocation of LPS from gram negative enterobacteria (leaky gut) plays a role in the inflammatory pathophysiology of depression. Neuro Endocrinol. Lett. 2008, 29:117-124.
- Medzhitov R: Origin and physiological roles of inflammation. Nature. 2008, 454(7203): 428-435.
- Moran GW et al.: The Gut-Brain Axis and its role in controlling eating behavior in intestinal inflammation. Nutrients. 2021, 13(3): 981.

- Mount GJ et al.: A new cavity classification. Aust Dent J. 1998, 43(3): 153-159.
- Murakami et al.: Regional neural activation defines a gateway for autoreactive T cells to cross the blood-brain barrier. Cell. 2012, 148(3): 447-57.
- Obrenovich M: Leaky gut, leaky brain? Microorganisms. 2018, 6, 107.
- Pistollato F et al.: Role of gut microbiota and nutrients in amyloid formation and pathogenesis of Alzheimer disease. Nutr Rev. 2016, 74(10),624-634.
- Spadoni I. et al.: A gut-vascular barrier controls the systemic dissemination of bacteria. Science. 2015, 350:830-834.
- Steinman RR et al.: Relationship of fluid transport through the dentin to the incidence of dental cares. J Dent Res. 1971, 50(6)1536-43
- Torress-Rosas R et al.: Dopamin Mediates the Vagal Modulation of immune system by Electroacupuncture. Nat Med. 2024, 20(3): 291-295.
- Varatharaj A.et al.: The blood-brain barrier in systemic inflammation. Brain Behav. Immun. 2017, 60:1-12.
- Willett WC et al.: Milk and Health. N Engl J Med. 2020, 382: 644-654.
- Wu MY et al.: New insights into the role of inflammation in the pathogenesis of atherosclerosis. Int J Mol Sci. 2017, 18(10).
- Yamagishi SI et al.: Food-derived advanced glycation end products (AGEs): Anovel therapeutic target for various disorders. Curr Pharm Des. 2007, 13: 2832-2836.

작은 불편이 큰 병의 신호!
만성 염증이
병을 만든다

1판 1쇄 발행 2025년 11월 11일

지은이   우치야마 요코
옮긴이   노경아

발행인   최봉규
발행처   청홍(지상사)
출판등록   1999년 1월 27일 제2017-000074호

주소   서울 용산구 효창원로64길 6(효창동) 일진빌딩 2층
우편번호   04317
전화번호   02)3453-6111 팩시밀리   02)3452-1440
홈페이지   www.cheonghong.com
이메일   c0583@naver.com

한국어판 출판권 ⓒ 청홍(지상사), 2025
ISBN   979-11-91136-40-1   03510

*잘못 만들어진 책은 구입처에서 교환해 드리며,
책값은 뒤표지에 있습니다.